ケースで学ぶ
不明熱の診断学

エキスパートの頭の中を覗いてみよう

監修 野口善令 名古屋第二赤十字病院副院長
編集 横江正道 名古屋第二赤十字病院総合内科部長

文光堂

■ **監修**

野口善令　　名古屋第二赤十字病院　副院長

■ **編集**

横江正道　　名古屋第二赤十字病院 総合内科　部長

■ **執筆**（執筆順）

野口善令　　名古屋第二赤十字病院　副院長

横江正道　　名古屋第二赤十字病院 総合内科　部長

吉見祐輔　　名古屋第二赤十字病院 総合内科　医長

久田敦史　　名古屋第二赤十字病院 総合内科

末松篤樹　　名古屋第二赤十字病院 総合内科

宮川　慶　　名古屋第二赤十字病院 総合内科

序　文

　本書は，2012年に上梓した前作『この1冊で極める　不明熱の診断学』の姉妹編である．

　前作では，発熱＋αの「＋α」に注目して，原因不明の発熱にアプローチする方法をなるべくわかりやすく言語化し解説した．発熱＋αとは，「発熱自体にのみ注目していては診断はつかない，発熱以外の手がかりに目を向けないといけない」ことをコンセプト化したものである．

　幸いなことに「不明熱」の診断に悩む多くの臨床医の助けになったようで好評を得たが，いただいたフィードバックの中に，症例から鑑別診断のプロセスを解説して診断に至る実例がもっとほしいというリクエストがかなりあった．そこで，不明熱の診断の思考過程を症例ベースで解説する企画としてまとめたのが本書である．

　何を疑い，どんな情報を集め，最終診断に至るかの思考プロセスをわかりやすく理解してもらう工夫として，本書では以下の構成を採用した．

- 病歴，身体所見
- 不明熱エキスパートの頭の中
- Review of Systems（ROS）を行う
- 検査結果
- 発熱患者の状況をProblem Listにまとめよう
- 鑑別診断は？
- 確定診断・除外診断を進めよう（追加検査）
- 最終診断
- 不明熱エキスパートの診断・治療戦略
- 『この1冊で極める　不明熱の診断学』のここを読もう！

　症例は，すべて名古屋第二赤十字病院総合内科で実際に経験したものであるが，個人情報保護のために，全体像が失われない程度に情報を省略したり脚色したりした部分があることをお断りしておく．

　前作と同じく，本書が「原因がわからない発熱だ．不明熱だ．」とすぐに思考停止する状態から脱却する助けになり，ひとりでも多くの患者さんに良いアウトカムをもたらすことができれば著者一同の大きな喜びである．

　それでは，「不明熱」の症例帖をお楽しみください．

　　2018年3月

著者を代表して　野口善令

目 次

カラー口絵 ———————————————————————— vi

第Ⅰ章 総論

"不明熱"の診断とは ———————————————————— 2
①緊急性,アウトカム,頻度 3／②緊急性の＋α 3／③リスクファクターの＋α 3／④症状・身体所見の＋α 6／⑤手がかりに乏しいのも＋α 6／⑥疾患の全体像に着目する 6／⑦不明熱診断の概略マップ 8

第Ⅱ章 各論：症例検討編

ケース1	killer sore throat	14
ケース2	脾摘後の発熱といえば…	21
ケース3	仮診断は胆道感染症…？	29
ケース4	男性の尿路感染？	40
ケース5	痛いのは中,外？	46
ケース6	腰痛のレッドフラッグ！	52
ケース7	痛くて腫れているのは＋αの手がかり	59
ケース8	抗菌薬に反応しない発熱は…（その1）	67
ケース9	抗菌薬に反応しない発熱は…（その2）	73
ケース10	肝硬変患者の発熱…	80
ケース11	伝染性単核球症にしては経過が長い…	88
ケース12	知っていれば典型的だが…	96
ケース13	免疫抑制剤は＋α？	105
ケース14	長引く肺炎には要注意！	113
ケース15	貧血でも熱は出る？	120
ケース16	やはり血液培養は基本	128

ケース17	慢性の高CRP血症	137
ケース18	診断がつかずに状態が悪化…	144
ケース19	問診の裏に潜むもの	150
ケース20	一見解決したようにみえて…	156
ケース21	組織診断,どこをとる?	162
ケース22	診断基準の2本の柱…	168
ケース23	鑑別診断のうちで残るのは?	176
ケース24	血培,血培,血培…	182
ケース25	足先が紫色に…	188
ケース26	アメーバの既往はあるが…	195
ケース27	何年もの時を経て診断できた!	200
ケース28	fever & rash の critical!	207
ケース29	消化器症状が目立つ肺炎と言えば…	213
ケース30	手がかりに乏しいのが+α…	219
ケース31	commonな発熱の鑑別疾患が除外されたあとは?	224
ケース32	敗血症性ショックの原因は?	230
ケース33	fever & rash の鑑別診断	237
ケース34	血液培養のその先を考える	245
ケース35	発熱+痙攣?	251
ケース36	+αは咽頭痛	261
ケース37	関節炎から考える	270

索引 ——— 278

カラー口絵

ケース2　脾摘後の発熱といえば…

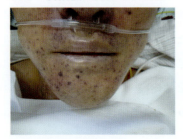

図1：顔面の紫斑（p22）

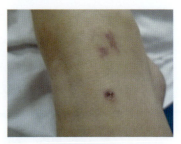

図2：足の紫斑（p22）

ケース3　仮診断は胆道感染症…？

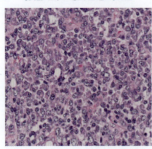

図6：左腋窩リンパ節病理所見（p37）

胚中心の萎縮が目立つリンパ濾胞が少数散在する．
濾胞間・傍皮質領域は拡大し，多数の形質細胞が浸潤する．
明らかな monoclonality は認めない．

ケース20　一見解決したようにみえて…

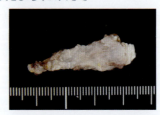

図2：側頭動脈生検検体（p160）
3 cm を超える生検検体を採取した．

ケース22 診断基準の2本の柱…

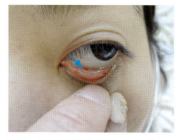

図1:眼瞼結膜出血斑（p169）

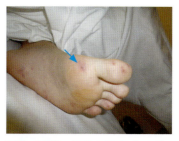

図2:手掌・足底の紫斑（p169）

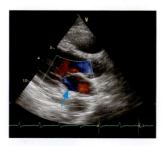

図4:経胸壁心エコー（p171）

MR Ⅰ度を認めた（→）．
MR：mitral valve regurgitation

ケース25 足先が紫色に…

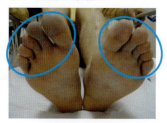

図1:両足の紫斑（blue toe）（p189）

両側足趾が紫色に変色している（○）．

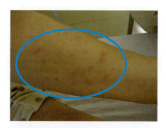

図2:上肢の触知可能な紫斑（p189）

両側上肢に触知可能な紫斑を認める（○）．

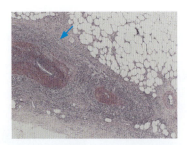

図3：左前腕の触知可能な紫斑皮膚生検（p192）

皮下脂肪織の小動脈に血管壁のフィブリノイド変性が目立ち，壁内から周囲にかけて好中球を主体とする高度の炎症細胞浸潤を認める（壊死性血管炎の所見）（→）．

ケース27　何年もの時を経て診断できた！

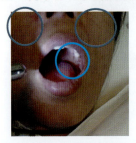

図1：無痛性口腔潰瘍(p201)

左頬粘膜に無痛性口腔潰瘍を認める（○）．顔面紅斑も一部確認できる（○）．

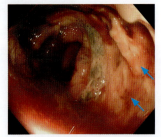

図3：下部消化管内視鏡検査(p204)

多発した直腸潰瘍（→）を認める．

ケース28　fever & rash のクリティカル！

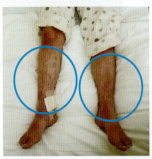

図1：皮膚所見（p208）

下肢に紅斑を認める（○）（顔面，体幹，両腕にも同様に認める）．

ケース33　fever & rash の鑑別診断

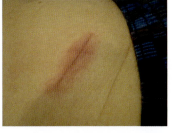

図1：虫垂炎手術痕部の発赤（p238）

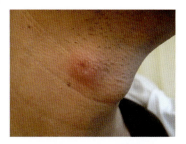

図2：頸部にみられた発疹（p238）

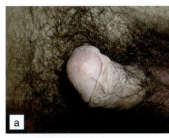

図3：陰部の観察所見（p241）

（a）亀頭部に発赤がみられる．（b）右陰嚢が発赤し腫大している．

ケース35　発熱＋痙攣？

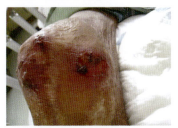

図1：右膝関節（p252）

発赤がみられ，腫脹がある．

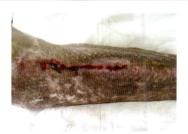

図2：右下腿の皮膚病変（p252）

発赤が広がり一部水疱を認めた．

ケース37　関節炎から考える

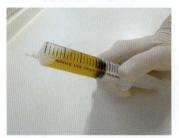

図1：膝関節穿刺液（p274）

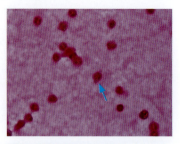

図2：関節液グラム染色（p274）
結晶貪食像が確認できる（→）．

第Ⅰ章

総論

第Ⅰ章　総論

"不明熱"の診断とは

　"不明熱"の診断は難しいと感じている読者は多いだろう．いや，診断が難しいから"不明熱"になってしまっているのだという意見も聞こえてきそうだ．
　では，逆に診断が難しくない発熱を考えてみよう．
　20歳の女性が，2日前からの発熱，乾性咳，左の前胸部痛を訴えている．身体診察では異常は認めなかったが，胸部X線写真を撮影すると左中肺野の浸潤影を認めた．
　この症例は，発熱以外の随伴症状が，呼吸器系に集中しており，ごく当たり前に呼吸器系感染症が疑われる．胸部X線写真による肺炎像を確認して，発熱の原因が市中肺炎であることを突きとめるのに難しさは感じないだろう．
　このような発熱以外に特徴的な症状・所見が目立つケースでは診断がつけやすく，逆に発熱以外の手がかりが目立たない発熱は診断が難しく"不明熱"とされやすい．つまり，発熱の原因となる疾患は非常に多いので，発熱自体にのみ注目していては診断はつかないといえる．診断をつけるためには，発熱以外の手がかりに目を向ける必要がある．
　"不明熱"の診断とは，発熱＋αの，隠れている＋αの部分を探しながらあたりをつけて鑑別診断を狭めていく作業である．手がかりになるαを見つけることができれば，発熱の診断は難しくなくなる．
　＋αの部分を探っていく作業は，最初は難しいと感じるかもしれないが，日々の診療の中で実践を続けていくことによって，次第に自分の中の不明の部分を小さくすることができるだろう．以下に『この1冊で極める不明熱の診断学』から診断推論の内容を要約した総論を述べる．ぜひ，"不明熱"の攻略法をマスターして苦手意識を払拭していただきたい．

> **表1:発熱＋α ～αの考え方**
> 1. 緊急性のある疾患から考える
> 2. 治療が遅れるとアウトカムが悪い疾患から考える
> 3. 頻度の高いものから考える
> 4. リスクのあるところから考える
> 5. 病歴や身体局所の症状・所見のあるところから考える
> 6. 局所の症状・所見に乏しいのも一つの手がかり

(この1冊で極める 不明熱の診断学, p31より引用)

① 緊急性, アウトカム, 頻度

表1の1～3は, "不明熱"のみでなく診断推論の基本的な考え方で, 鑑別診断を考えるときの優先順位のよりどころとなる. 緊急性のある疾患や, それほど切迫しておらず緊急の治療介入は必要ないが治療が遅れるとアウトカムが悪くなる疾患はcritical (＝見逃してはいけない疾患) として優先的に除外診断し, 遭遇する可能性が高い, 頻度の高い疾患はcommon (＝ありふれた疾患) として優先的に確定診断したい.

② 緊急性の＋α

診断に際しては常に患者の状態を把握し, 緊急性が高くすぐに治療介入が必要なのか, 診断をつけてから治療に入る時間的余裕があるか, を判断しなければならない. そのためには, ①バイタルサイン (血圧, 心拍数, 呼吸数, 体温, 意識状態, SpO_2) の異常, ②重要臓器 (心, 肺, 腎, 神経など) の異常, に注意を払うのと同時に, 急激に進行悪化する超緊急疾患 (**表2**) は常に想起して, 除外診断 (その疾患でないことを確かめる) を心がけたい.

脾摘後重症感染症 over whelming postsplenectomy infection (OPSI), 劇症感染症や電撃性紫斑病を来す疾患も参照されたい (→各論ケース2, 表4, 表5参照).

③ リスクファクターの＋α

特定の疾患に罹患しやすいリスクがあれば, 局所症状や所見がなくても

表2：超緊急疾患の公式

❶ 発熱＋脾摘後（交通事故などで腹部手術の病歴）→劇症敗血症
❷ 発熱＋咽頭痛＋流涎→急性喉頭蓋炎，深頸部感染症
❸ 発熱＋糖尿病＋会陰部の疼痛，発赤，腫脹→ Fournier 壊疽
❹ 発熱＋肝硬変＋海産物生食（＋水疱性皮疹）→ *Vibrio vulnificus* 敗血症
❺ 発熱＋皮膚の発赤・腫脹＋所見の割に痛みが強い＋病変が急速に拡大
　→壊死性筋膜炎
❻ 発熱＋倦怠感＋食欲低下＋悪心・嘔吐→急性副腎不全

表3：発熱＋α（リスクファクター）から考えられる疾患

リスクファクター	罹患しやすい疾患
免疫抑制状態（リンパ腫，HIV/AIDS，ステロイド・免疫抑制剤治療中など）	結核，クリプトコッカス感染症，帯状疱疹，サイトメガロウイルス感染症，ニューモシスチス肺炎，トキソプラズマ感染症
入院患者	『この1冊で極める 不明熱の診断学』p10「入院患者の「不明熱」」参照
好中球減少症	敗血症（特に好中球数 1,000/μL 以下で発熱した場合はまず敗血症を疑う），真菌感染症
先天性心疾患（VSD，PDA，大動脈縮搾症），弁膜症，弁置換後	感染性心内膜炎
脾摘後（交通事故などで腹部手術の病歴）	劇症敗血症（特に *Streptococcus pneumoniae*〈肺炎球菌〉，*Haemophilus influenzae*〈インフルエンザ桿菌〉，*Salmonella*）
抗菌薬の使用歴	偽膜性腸炎 / *Clostridium difficile* 感染症
腹水を伴う肝硬変	特発性細菌性腹膜炎
血管カテーテル，血流シャント，人工血管	血流感染
人工関節	化膿性（感染性）関節炎
人工透析	シャント感染，血流感染，結核
腹膜透析	腹膜炎
VP シャント	髄膜炎
熱帯地方（感染症の流行地域）への渡航	マラリア，腸チフス，デング熱など
肝硬変＋海産物生食	*Vibrio vulnificus* 感染症
インフルエンザ罹患後	ブドウ球菌性肺炎
糖尿病	皮膚感染症・足病変（特に下肢蜂窩織炎），尿路感染症，胆嚢炎，肺炎，歯肉炎，結核
家族歴	膠原病
既往歴	感染性心内膜炎，深部静脈血栓症 / 肺血栓塞栓症

HIV：ヒト免疫不全ウイルス human immunodeficiency virus，AIDS：後天性免疫不全症候群 acquired immunodeficiency syndrome，VSD：心室中核欠損症 ventriculoseptal defect，PDA：動脈管開存症 patent ductus arteriosus，VP：脳室腹腔 ventriculoperitoneal
（この1冊で極める 不明熱の診断学，p33 より引用）

表4：発熱＋α（病歴）から考えられる疾患

病歴	疑われる疾患
脊椎の痛み	脊椎骨髄炎，硬膜外膿瘍，椎間板炎
腰痛	心内膜炎，腸腰筋膿瘍
歯科治療	心内膜炎
感染症の流行地域への渡航	マラリア，腸チフス，デング熱
顎・舌の跛行	側頭動脈炎
曝露歴	結核
ペット飼育	ネコひっかき病
多関節痛	感染性心内膜炎，淋菌性関節炎，ウイルス性関節炎，関節リウマチ，SLE
単関節痛	細菌性関節炎，痛風，偽痛風，結核性関節炎
寝汗	感染性心内膜炎，膿瘍，結核，腸チフス

SLE：全身性エリテマトーデス systemic lupus erythematosus
（この1冊で極める 不明熱の診断学，p34 より引用）

表5：発熱＋α（身体所見）から考えられる疾患

身体所見	疑われる疾患
比較的徐脈	マラリア，腸チフス，レプトスピラ感染症，薬剤熱，悪性リンパ腫など
側頭動脈圧痛，腫脹，拍動消失	側頭動脈炎
結膜充血	レプトスピラ感染症，成人 Still 病
甲状腺圧痛	亜急性甲状腺炎
心雑音	感染性心内膜炎，SLE
Roth 斑，Osler's nodes，Janeway lesion	感染性心内膜炎
脊椎の叩打痛	脊椎骨髄炎，硬膜外膿瘍，椎間板炎
しびれ，脱力	多発単神経炎（血管炎）

Osler's nodes：オスラー結節，Janeway lesion：ジェーンウェイ病変
（この1冊で極める 不明熱の診断学，p34 より引用）

疑うべき疾患を想起してその有無を確かめていく．発熱患者との接触歴，動物との接触歴，薬物歴，海外渡航歴（特に熱帯地方），免疫不全状態，HIV 感染のハイリスク行為（買春，同性愛，覚醒剤・麻薬の注射乱用など）には要注意である（**表3**）．

④ 症状・身体所見の＋α

発熱以外の随伴症状は重要な手がかりとなる．患者が「熱だけ」と訴えていても，積極的に手がかりになる病歴はないか聴き出すようにする（表4）．

身体所見ではいつもルーチンに診ないところを診ることが手がかりにつながることがある．普段は診ていない部分に手がかりとなるかすかな徴候が存在するかもしれない（表5）．

患者が自発的に話さない症状を拾い上げるために，系統的レビュー Review of Systems（ROS）を活用する（表6）．

⑤ 手がかりに乏しいのも＋α

発熱以外に局所の症状・所見に乏しいことが，逆に特定の疾患を疑う手がかりになることがある．このカテゴリーの代表疾患は，慢性消耗性疾患の経過をとる感染性心内膜炎，肺外結核，悪性リンパ腫である．また，所見に乏しいといっても，目立たない特有な所見が現れていることがあるので注意する（表7）．

⑥ 疾患の全体像に着目する

手がかりと疾患は1対1で対応するわけではなく，手がかりがあれば必ず疾患が存在するとは限らず，逆になくても存在することはある．手がかりが存在すれば疾患の可能性が少し高くなると考えて，鑑別診断を絞っていくと考えよう．

鑑別診断のリストを絞り込んで確定診断や除外診断をしていく過程では，目の前の患者の特徴を疑った疾患の全体像と併せてみて，あまり一つ一つの要素にこだわらず，その疾患らしいのか／らしくないのか，を全体として捉え判断するプロセスが必要になる．

そのためには，鑑別診断を吟味する際，疾患名は具体的に考えよう．漠然と膠原病，真菌感染症，自分のよく知らない感染症などと考えるのではなく，膠原病なら，SLEなのか，成人Still病なのか，結節性多発動脈炎

表6：ROS（Review of Systems）

患者氏名：　　　　　　　　　　Date:　　　／　　　／

ペットは飼っていますか？ ……………………… no yes
（　　　　　　　　　　　　　　　　　　　）
海外渡航歴は？ ………………………………… no yes
（いつ？　　　　　　　どこへ？　　　　　　）
インフルエンザの予防接種？ …………………… no yes

園芸・庭作業をしましたか？ …………………… no yes
なまもの（魚・卵・鶏肉など）を食べましたか？ … no yes
最近の歯科治療歴・抜歯歴は？ ………………… no yes
デイケアやショートステイをしていたか？ ……… no yes
熱のある人と一緒にいましたか？ ……………… no yes

● General, constitutional
最近の体重減少・増加 …………………………… no yes
（＿＿ヵ月で＿＿Kg↑・↓：＿＿Kg→＿＿Kg）
発熱（いつから？　　最高は？　　℃）………… no yes
だるさ・全身倦怠感 ……………………………… no yes
悪寒戦慄 ………………………………………… no yes
夜間盗汗・ひどい寝汗 …………………………… no yes
睡眠は良好か？ ………………………………… no yes

● Eyes and vision
目の病気・外傷 ………………………………… no yes
めがね・コンタクトレンズの使用 ……………… no yes
視力障害・複視（右・左）………………………… no yes
視野欠損（右・左）……………………………… no yes
緑内障の既往（右・左）………………………… no yes
眼痛（右・左）…………………………………… no yes
結膜充血（右・左）……………………………… no yes
霧視（右・左）…………………………………… no yes

● Ears, nose, throat
聴力低下・難聴（右・左）………………………… no yes
耳鳴（右・左）…………………………………… no yes
耳痛（右・左）…………………………………… no yes
耳垂れ（右・左）………………………………… no yes
鼻汁 ……………………………………………… no yes
副鼻腔炎・圧痛 ………………………………… no yes
鼻出血 …………………………………………… no yes
口内炎 …………………………………………… no yes
歯肉出血 ………………………………………… no yes
口臭・味覚障害 ………………………………… no yes
のどの痛み ……………………………………… no yes
声の変化（嗄声など）…………………………… no yes
唾液腺・舌下腺・顎下腺の腫脹 ………………… no yes

● Heart and Cardiovascular
心臓の異常の自覚 ……………………………… no yes
胸痛（いつから？　　　　）…………………… no yes
突然の脈の変化（動悸・不整脈）………………… no yes
失神 ……………………………………………… no yes
労作時呼吸困難（階段昇降など）……………… no yes
四肢のむくみ（pitting・non-pitting）…………… no yes

● Respiratory
頻回の咳 ………………………………………… no yes
喀痰（黄色・鉄錆色？）………………………… no yes
喀血 ……………………………………………… no yes
息切れ …………………………………………… no yes
喘息発作・喘鳴 ………………………………… no yes

● Gastrointestinal
食欲低下 ………………………………………… no yes
つかえ感 ………………………………………… no yes
嘔気・嘔吐 ……………………………………… no yes
下痢（軟便・水様、＿日間）…………………… no yes
便秘（＿日間？）………………………………… no yes
持続的腹痛（右・左・上・下・心窩部）………… no yes
間欠的腹痛（右・左・上・下・心窩部）………… no yes
血便・下血 ……………………………………… no yes

● 生殖器・泌尿器
頻尿 ……………………………………………… no yes
排尿時痛 ………………………………………… no yes
尿道灼熱感 ……………………………………… no yes
血尿 ……………………………………………… no yes
尿量・回数の変化 ……………………………… no yes
失禁（トイレに間に合わない）………………… no yes
尿路結石・腎結石 ……………………………… no yes
最近の性交渉歴（異性・同性・特定の人？）… no yes

● Gynecology（♀）
オリモノの量・匂い ……………………………… no yes
最終月経（月　日～　日間）量・強さ：同・違
ピルは内服していますか？ …………………… no yes

● Musculoskeletal
関節痛（単・多、手・肘・肩・膝・足）………… no yes
関節腫脹（単・多、手・肘・肩・膝・足）……… no yes
手指変形（どこに？　　　　　　　）………… no yes
朝のこわばり（60分以上？）…………………… no yes
筋力低下（右・左、上肢・下肢）……………… no yes
筋痛（右・左、上肢・下肢）…………………… no yes
筋把握痛（右・左、上肢・下肢）……………… no yes
背部痛 …………………………………………… no yes
冷え性 …………………………………………… no yes
歩行困難 ………………………………………… no yes

● Skin and breasts
皮疹（どこに？　　　　　　　　）…………… no yes
（紅斑・紫斑、丘疹・膨疹、　　cm×　　cm）
掻痒感 …………………………………………… no yes
皮膚変色 ………………………………………… no yes
髪・爪の変化 …………………………………… no yes
下肢静脈瘤（右・左）…………………………… no yes
乳房の痛み ……………………………………… no yes
乳房のしこり …………………………………… no yes
乳頭からの分泌物 ……………………………… no yes

● Neurological
頭痛（人生最大？・頻発？）…………………… no yes
浮遊感 …………………………………………… no yes
痙攣（間代性・強直性・部分）………………… no yes
てんかん発作 …………………………………… no yes
しびれ・ひりひり感 …………………………… no yes
振戦（手指）……………………………………… no yes
麻痺（右・左・両・片・全・上肢・下肢）……… no yes
脳梗塞の既往 …………………………………… no yes
頭部外傷（転倒・交通）………………………… no yes

● Psychiatric
記憶障害 ………………………………………… no yes
錯乱 ……………………………………………… no yes
神経過敏 ………………………………………… no yes
うつ ……………………………………………… no yes
睡眠障害・入眠障害 …………………………… no yes

● Endocrine
甲状腺機能異常 ………………………………… no yes
糖尿病 …………………………………………… no yes
口渇 ……………………………………………… no yes
多尿 ……………………………………………… no yes
皮膚乾燥 ………………………………………… no yes
手足の増大 ……………………………………… no yes

● Hematologic/Lymphatic
傷の治りの遅さ ………………………………… no yes
易出血性・あざができやすい ………………… no yes
貧血 ……………………………………………… no yes
静脈炎 …………………………………………… no yes
輸血歴 …………………………………………… no yes
リンパ節腫脹（頸部・腋窩・鼠径）…………… no yes

表7：局所の症状・所見が乏しい疾患群

- インフルエンザ
- 伝染性単核球症
- ウイルス性肝炎
- 風疹，麻疹，水痘
- 薬剤熱
- 結核（特に粟粒結核）
- 感染性心内膜炎
- SLE，結節性多発動脈炎，成人Still病
- 大動脈炎症候群，リウマチ性多発筋痛症，側頭動脈炎
- リウマチ熱
- 悪性リンパ腫
- 慢性尿路感染症
- いわゆるかぜ症候群（呼吸器ウイルス感染，消化管ウイルス感染）の一部

(この1冊で極める 不明熱の診断学, p35 より引用)

なのか，具体的に個々の疾患について考える．そうすることによって，患者の病像の特徴が，疑った鑑別疾患にあてはまるのかどうかわかりやすくなる．

⑦ 不明熱診断の概略マップ

原因不明の発熱／不明熱の診断は図1の流れで行う．

1．初期評価—最初にみておくべきこと

①全身状態とバイタルサインをチェックし，重症度，緊急度を評価する．
　レッドフラッグサインがないか確認する．原因をはっきりさせてから治療を開始する時間的余裕はあるのか，緊急に治療を始めなければならないかを判断する．
②病歴聴取と身体診察
　病歴聴取と身体診察では，特に発熱以外の局所症状，所見に注目する．
③リスクファクター
　リスクがあれば局所症状・所見がなくても罹患しやすい対象疾患から除外していく．
④系統的レビュー ROS
　医師が聴き忘れたこと，患者が話し忘れたことや話す価値がないと考えているような些細な症状を見落とさないためにROSを行う．
⑤基本的検査
　初診時からあまりにいろいろな検査を行うのは無駄であることが多い．

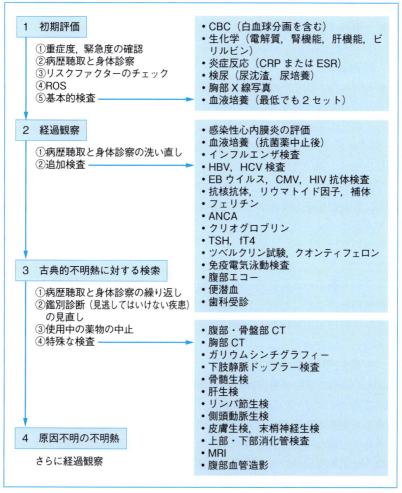

図1：「不明熱」（原因不明の発熱）診断の概略マップ

HBV：B型肝炎ウイルス hepatitis B virus, HCV：C型肝炎ウイルス hepatitis C virus, CMV：サイトメガロウイルス cytomegalovirus, TSH：甲状腺刺激ホルモン thyroid-stimulating hormone, fT4：遊離チロキシン free thyroxine
(この1冊で極める 不明熱の診断学, p45より引用)

血液検査CBC（分画を含む），生化学（肝機能，ビリルビンを含む），炎症反応（CRPまたはESR），検尿（尿沈渣，尿培養を含む），胸部X線写真，血液培養（抗菌薬開始前が望ましい）などが初期評価の際に勧められる検

査である．また，この段階で診断への手がかりが得られれば，手がかりに応じて次のステップの検査を実施する．

2. 経過観察

　患者の状態が良く，緊急的治療が必要ないと判断できれば，検査結果を待ちながら経過観察する．待っている間にウイルス感染症をはじめとする良性疾患はふるい落とされ，局所症状・所見が顕性化して診断しやすくなる．

　数日間～1週間程度の間隔をおいた再診時にもまだ診断の手がかりがなく，発熱が持続していれば，病歴と身体診察の洗い直しが必要となる．定期的に体温測定をして患者に熱型表をつけてもらい，本当に発熱しているかどうかのチェックをする．

　発熱の原因がわからないときには，眼，耳，鼻，口，肛門など「孔のまわり」に注意して診察せよという格言がある．これにより内科の守備範囲からずれているために見逃しやすい疾患の見落としを防ぐことができる．

　時間が経過するにつれて自然治癒する疾患の可能性は低くなるので，検査も幅を拡げて追加検査から適宜選択して検査する．

3. 古典的不明熱に対する検索

　3週間経過しても発熱が持続し，原因不明の場合は古典的不明熱とされる．このカテゴリーの発熱は，自然治癒する良性疾患ではなく重篤な疾患である可能性が高くなる．鑑別診断は多岐にわたり，鑑別を考えることなくやみくもに検査を乱発しても幸運な偶然を除いて診断につながることはない．見逃してはいけない疾患の鑑別診断のリストを見直し一つ一つ除外していく．発熱以外の手がかり（発熱＋α）に注目して鑑別診断を狭めていくなど複数の視点から戦略的に診断を進める必要がある．

4. 原因不明の不明熱

　適切な検索を行ってもどうしても診断がつかない不明熱は，約30％程度は存在するとされ，原因不明の不明熱 fever of unknown origin（FUO）と呼ばれる．これらの症例の生命予後は比較的良いと報告されている．慎重に診察を繰り返しながら経過を観察する．

不明熱に関しては，これを行えば自動的に診断がつくような手順（アルゴリズム）は存在しない．ここで示した検索の概略マップは，あくまで目安にすぎない．不明熱診断の要諦は鑑別診断を考えることに尽きることを銘記したい．

『この1冊で極める 不明熱の診断学』のここを読もう！

- P.29　「不明熱」の鑑別診断学（診断推論），発熱＋αなど発熱に対する診断の考え方が載っています！
- P.44　「「不明熱」診断の概略マップ」が載っています！
- P.197　「仮説なし－検査優先」診断の問題点が載っています！

（野口善令）

第Ⅱ章

各論：症例検討編

ケース 1 killer sore throat

症　例	27歳　男性

主　訴　発熱，咽頭から顎の痛み

現病歴　受診6日前に抜歯して以降，抜歯部の歯肉の腫脹，疼痛があった．その後，発熱，頭痛が出現した．処方されていた抗菌薬，鎮痛薬をのんでも改善しないため救急外来を受診した．口腔内以外に，左下顎が腫れて同部の疼痛が強い．咽頭痛もあり，痛くて唾ものみ込めないほどである．痛みが強いため開口障害がある．頭痛，悪心，食欲不振あり．ここ2日くらい食事，水分はまったくとれていない．
受診までは，寒気はあったがふるえはなかった．

既往歴・手術歴・輸血歴　なし，高血圧・脂質異常症・糖尿病なし

内服薬　セレコキシブ（セレコックス®），ロキソプロフェン（ロキソニン®），セフカペンピボキシル（フロモックス®）を抜歯後に処方されている

アレルギー　なし

職　業　東南アジアからの留学生

家族歴　なし

喫　煙　なし　　**飲　酒**　なし

その他　最近の海外旅行歴：なし　温泉旅行歴：なし　結核曝露歴：思い当たることなし
ペット飼育：なし　園芸作業：なし　不特定多数との性交渉：なし　同性との性交渉：なし

身体所見
体温：38.1℃，血圧：128/76 mmHg，脈拍数：108回/分（整），呼吸数：20回/分，SpO$_2$：97％（室内気），意識清明

悪寒戦慄あり，ベッド上でがくがくふるえている
頭頸部：眼瞼結膜；貧血なし　眼球結膜；黄染なし　甲状腺：腫大なし　咽頭：発赤なし　扁桃：腫脹なし，白苔なし　口腔：出血なし，左第8歯に抜歯痕あり，開口障害あり，流涎あり
頸部リンパ節（左下顎リンパ節）：腫脹あり，圧痛あり
胸部：呼吸音；清　心音；整，雑音なし
腹部：平坦かつ軟，圧痛なし
背部：CVA* 叩打痛；−/−
四肢：両側下腿浮腫なし
皮膚：皮疹なし

＊CVA：肋骨脊柱角 costovertebral angle

さて，診断は？

エキスパートの思考を追いながら考えてみよう．

① Review of Systems（ROS）を行う

（＋）頭痛，発熱，咽頭痛，左下顎腫脹，嚥下障害，流涎，開口障害
（−）咳，痰，呼吸困難，腹痛，下痢，嘔吐

不明熱エキスパートの頭の中①

　この症例は，抜歯をきっかけに発熱が出現している．また，発熱以外の症状，所見は左頸部に集中して，これも抜歯後から始まっている．発熱の原因は，不明というよりは，抜歯に関連した口腔，咽頭，頸部周辺の感染症ではないかと推定できる．ただ，内科医にとってなじみのない領域であるのでピンポイントで鑑別診断名を想起するのが難しく何となくよくわからないという感覚を抱くかもしれない．

　症例は，救急外来診察時に悪寒戦慄があり，菌血症を来している可能性が高い．バイタルサインも軽度だが頻脈，頻呼吸があり，迅速な対応が必

要かもしれない．その場合には，社会的背景やROSに関する情報をとるのは省略せざるをえないこともある．

② 検査結果

表1：血液検査所見

血算		血液像	
WBC（/μL）	10,000 H	Lymph	10.9 L
RBC（×10^4/μL）	478	Mono	7
Hb（g/dL）	14	Neut	82 H
Ht（%）	41.4	Eosino	0 L
MCV（fL）	86.6	Baso	0.1
MCH（pg）	29.3		
MCHC（%）	33.8		
Plt（×10^4/μL）	28.5		

生化学			
TP（g/dL）	8.66 H	Cr（mg/dL）	0.96
Alb（g/dL）	4.29	UA（mg/dL）	4.36
A/G比	0.98 L	BUN（mg/dL）	20.9
CK（IU/L）	61	Glu（mg/dL）	125 H
AST（IU/L）	29	Na（mmol/L）	135
ALT（IU/L）	14	K（mmol/L）	4.1
LDH（IU/L）	155	Cl（mmol/L）	97
ALP（IU/L）	197	T-Bil（mg/dL）	0.96
γ-GT（IU/L）	26	CRP（mg/dL）	15.95 H
Amy（IU/L）	64		

H：高値，L：低値

③ 発熱患者の状況を Problem List にまとめよう

Problem List

- ☐ 1 悪寒戦慄を伴う発熱
- ☐ 2 抜歯後
- ☐ 3 左下顎部の疼痛
- ☐ 4 咽頭痛
- ☐ 5 嚥下時痛
- ☐ 6 流涎
- ☐ 7 開口障害
- ☐ 8 左下顎部の腫脹
- ☐ 9 左下顎部のリンパ節腫脹
- ☐ 10 白血球・CRP 高値

表2：発熱＋咽頭痛のレッドフラッグサイン

- 高熱
- こもった声
- つばを飲み込めないほどの咽頭痛
- 片側の扁桃腫大
- 重篤感がある（いわゆる toxic appearance）
- 時間単位で急速に進行する咽頭痛
- 前頸部の圧痛
- 流涎
- 皮疹

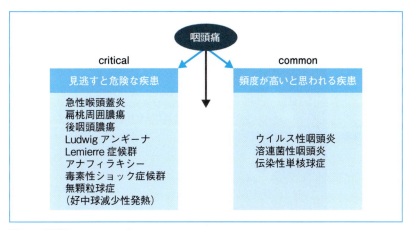

図1：咽頭痛の critical と common

不明熱エキスパートの頭の中②

やはり，症状，所見は，口腔，咽頭，頸部周辺に集中しており，この周辺にフォーカスがある可能性が高い．

嚥下障害，開口障害，流涎は，発熱＋咽頭痛のレッドフラッグサインで，急性喉頭蓋炎，深頸部感染症などの致死的な咽頭痛 killer sore throat の可能性がある（表2）．

④ 鑑別診断は？

発熱＋咽頭痛の原因として頻度が高いのは，ウイルス性咽頭炎，溶連菌性咽頭炎，伝染性単核球症だが，これらの評価は後回しにして，図1の

killer sore throat の疾患の有無を確認しなければならない．また，発熱患者に対して，呼吸器感染症，尿路感染症などよくある common な感染症はないかチェックするための検査をすることは多いが，こういった外堀を埋める検査も時間的余裕がなければスキップする．

⑤ 確定診断・除外診断を進めよう（追加検査）

　頸部の造影 CT を撮影した．口腔底から咽頭にかけて軟部組織にリング状の増強効果を伴う低吸収域を認め，膿瘍形成が疑われる．気管の圧排像もみられる（図2）．

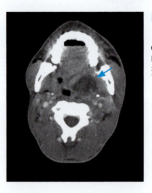

図2：頸部造影 CT
リング状増強効果 ring enhancement のある低吸収域がみられ，膿瘍形成が疑われる．

最終診断：Ludwig アンギーナ（口腔底膿瘍）敗血症性ショック疑い

⑥ 不明熱エキスパートの診断・治療戦略

Ludwig アンギーナとは？

　口腔底部（舌下隙，顎舌骨下隙）の軟部組織感染症で，口腔底に蜂窩織炎または膿瘍を形成する（図3）．齲歯の感染から生じることが多い．口腔咽頭組織間隙を通じて感染が拡大すると縦隔炎，膿胸，気道閉塞を合併する．誤嚥性肺炎，敗血症も死亡の原因となりうる．アンギーナ angina

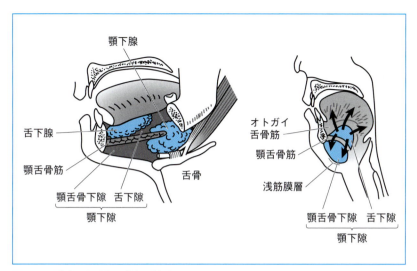

図3：口腔底の解剖と感染の拡大

とは「狭い」という意味で，口腔底軟部組織感染から気道狭窄を来すことを示唆する病名である．発熱，悪寒戦慄，口腔底・頸部皮膚の腫脹，発赤，疼痛，咽頭痛，開口障害，嚥下障害，流涎などの症状がみられる．

治療は，気道狭窄に対する気道管理と適切な抗菌薬の投与，外科的ドレナージによる感染症の管理が中心となる．起因菌は，嫌気性菌を含む口腔内常在菌が多いので培養結果が得られるまでは，これらをカバーするように抗菌薬を選択する．

Pitfall はどこにあるか？

発熱＋咽頭痛はよく遭遇するありふれた症候である．多くは上気道感染によるが，鑑別診断には，このケースのように比較的まれだが，致死的になりうる緊急疾患が含まれる．また，これらの疾患には内科医にとってなじみがないものもある．

"不明熱"で終わらせない一手は何か？

"不明熱"にしてしまい治療の時期を逸しないために，常に頭の片隅に，見逃すと危険な疾患のリストを置いて対処できるようにしたい．

⑦ 症例のその後の経過

　救急外来で診察中に，収縮期血圧が 60 mmHg 台まで低下し，ショック状態となった．生理食塩水の急速補液などの処置を行い 120 mmHg まで回復した．口腔外科医により口腔内を穿刺したところ多量の膿が吸引できた．局麻下に膿瘍切開排膿，洗浄，ドレーン留置，セフトリアキソン（セフトリアキソン®）投与を施行した．その後の経過は順調で，1 週間程度の入院治療の後に退院した．穿刺膿の培養からは，*Prevotella buccae*（嫌気性菌），*Streptococcus constellatus*（口腔内常在の連鎖球菌）が培養された．血液培養は陰性であった．

『この1冊で極める 不明熱の診断学』のここを読もう！

- P.176　発熱と咽喉頭部緊急症が載っています！
- P.228　不明熱においてCTを撮像するときに考えるべき疾患にLudwig アンギーナが載っています！

文献
1) Chow AW：Submandibular space infections(Ludwig's angina)　UpToDate〔2017.7.26 確認〕
2) 柳川洋一，他　診断の遅れから治療に難渋した Ludwig's angina の 1 例　日本救急医学会雑誌 19(3)，168-173，2008

（野口善令）

ケース2 脾摘後の発熱といえば…

症　例	43歳　男性
主　訴	発熱，悪寒戦慄，皮疹
現病歴	受診日の午前中から倦怠感と悪寒戦慄があり，続いて身の置き場がないような全身の痛みと38℃を超える高熱が出現した．痛みは，頸部が最強だが，肘や膝をはじめ四肢と全身にあった．夕方から鼻汁，咳，血痰，咽頭痛，下痢も伴ったため，近医受診した．顔面と全身に紫斑があり，出血傾向を疑われた．血液検査はWBC 7,000/μL，Plt 19×10^4/μL，CRP 陰性であった．何らかの感染症の疑いでレボフロキサシン（クラビット®）投与後，当院の救急外来へ紹介された．
既往歴・手術歴・輸血歴	28歳で交通外傷で脾臓摘出，脂質異常症
内服薬	アトルバスタチン（リピトール®）
アレルギー	なし
職　業	会社員
家族歴	なし
喫　煙	28歳で禁煙
飲　酒	機会飲酒
その他	海外渡航歴：1年前にタイ，中国

不特定多数との性交歴：風俗へは行かない

ペット飼育：なし

身体所見

体温：35.7℃，血圧：86/58 mmHg，脈拍数：63回/分（整），呼吸数：20回/分，SpO$_2$：99％（酸素2L），意識清明

四肢末梢は冷たい，橈骨動脈は微弱に触知する

頭頸部：結膜；貧血なし，黄染なし，点状出血なし　咽頭；発赤なし，腫脹なし，白苔なし　両側前頸部に圧痛あり　頸部リンパ節；腫脹なし　項部硬直なし

心音：整，心雑音なし　肺音：ラ音なし，血痰あり
腹部：平坦かつ軟，圧痛なし，腹部正中に手術痕あり
皮膚：顔面，四肢に紫斑が多発（図1，2）

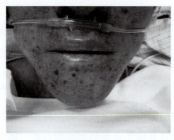
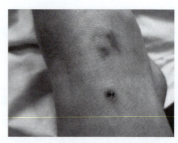

図1：顔面の紫斑（カラー口絵参照）　図2：足の紫斑（カラー口絵参照）

さて，診断は？

エキスパートの思考を追いながら考えてみよう．

不明熱エキスパートの頭の中①

低血圧，頻呼吸，四肢末梢の冷感があり，ショック状態である．

発熱＋ショックから考える

発熱＋ショックでは，敗血症性ショックをまず疑って対応を始めたい．
これまで，交通事故以外に大きな病気をしたことのない成人男性が，非常に急速な経過で敗血症性ショックに陥った．発熱患者で1～2日の経過で急速に悪化している場合や，ショック状態で，感染症が疑われるが感染のフォーカスが明らかでない場合に脾臓摘出後重症感染症 overwhelming post-splenectomy infection（OPSI）は鑑別診断に入れたい．OPSIと認識して対処するか否かで生死が分かれることが多いので，脾摘後＋発熱＝OPSI がヒラメクように公式として覚えておくとよい．

発熱＋紫斑から考える

皮疹を伴う発熱には，多くの鑑別診断が含まれるが，急激に進行して全身状態が悪化する発熱＋紫斑には，電撃性紫斑病の疾患群がある．

① Review of Systems（ROS）を行う

（＋） 悪寒戦慄，咽頭痛，頸部痛，咳・鼻水，血痰，下痢（5回程度），倦怠感，皮疹，関節痛（頸部が最強で肘・膝など全身）
（－） 頭痛，胸痛，腹痛，浮腫

② 検査結果

表1：血液検査所見

血算		血液像	
WBC（/μL）	20.2 H	Lymph	4.2 L
RBC（×10⁴/μL）	573 H	Mono	0.5 L
Hb（g/dL）	17.5	Neut	95.2 H
Ht（％）	51.5	Eosino	0 L
MCV（fL）	89.9	Baso	0.1
MCH（pg）	30.5		
MCHC（％）	34		
Plt（g/dL）	3.2 L		

生化学			
TP（g/dL）	8.35 H	Cr（mg/dL）	2.26 H
Alb（g/dL）	4.6 H	eGFR	27
A/G比	1.23	BUN（mg/dL）	37 H
CK（IU/L）	196	Glu（mg/dL）	85
AST（IU/L）	318 H	Na（mmol/L）	137
ALT（IU/L）	141 H	K（mmol/L）	4.8
LDH（IU/L）	1079	Cl（mmol/L）	102
ALP（IU/L）	198	Ca（mg/dL）	9.2
γ-GT（IU/L）	244 H	P（mg/dL）	3.5
Amy（IU/L）	95	T-Bil（mg/dL）	2.42 H
		CRP（mg/dL）	30.59 H

H：高値，L：低値

表2：凝固検査所見

PT（秒）	21.4 H
PTq%	26.3 L
INR	1.66 H
APTT（秒）	63.2 H
Fib (mg/dL)	161 L
FDP (μg/mL)	652.7 H
Dダイマー (μg/mL)	300 H

H：高値，L：低値

表3：尿検査

定性		沈渣	
pH	5	赤血球 (/HPF)	1〜4
潜血反応	(±)		
蛋白定性	(1+)	白血球 (/HPF)	1〜9
糖定性	(−)		
ケトン体定性	(1+)	扁平上皮細胞 (/HPF)	1〜4
色調			
混濁	(−)	細菌	(1+)
白血球定性	(1+)		
亜硝酸塩定性	(+)		

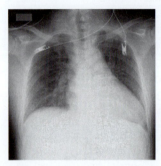

図3：胸部X線写真
明らかな浸潤影は認めない．

③ 発熱患者の状況を Problem List にまとめよう

Problem List

- □ 1 悪寒戦慄を伴う発熱
- □ 2 全身の痛み（頸部痛，肘・膝など）
- □ 3 咽頭痛
- □ 4 咳
- □ 5 血痰
- □ 6 下痢
- □ 7 紫斑
- □ 8 低血圧，頻呼吸，四肢末梢の冷感
- □ 9 脾臓摘出後
- □ 10 白血球増加，CRP 高値，
- ☑ 11 血小板減少，PT・APTT 延長，血中フィブリノゲン低下，血中FDP・Dダイマー上昇
- □ 12 AST/ALT 上昇，LDH 上昇，BUN・Cr 上昇，T-Bil 上昇

表4：劇症感染症

- OPSI
- 電撃性紫斑病 purpura fulminans
- 好中球減少性発熱
- 消化管穿孔・汎発性腹膜炎
- 尿管結石が嵌頓した急性腎盂腎炎 など
- 毒素性ショック症候群 toxic shock syndrome
- 壊死性筋膜炎
- 細菌性髄膜炎
- 閉塞性化膿性胆管炎

表5：電撃性紫斑病の原因疾患

感染症
- A群溶連菌
- 肺炎球菌
- 髄膜炎菌
- 黄色ブドウ球菌
- *Haemophilus influenzae*
- *Vibrio valnificus*
- 大腸菌
- *Klebsiella*
- 緑膿菌
- 水痘ウイルス など

凝固系異常
- プロテインC欠乏症
- プロテインS欠乏症
- 第V因子 Leiden 突然変異

自己免疫性疾患
- IgA血管炎
- 結節性多発動脈炎
- Wegener肉芽腫症
- Churg-Strauss症候群

④ 鑑別診断は？

　脾摘後，脂質異常症以外には特に病気がなく健康に生活していた成人男性に急激に発症した敗血症性ショックで，播種性血管内凝固 disseminated intravascular coagulation（DIC）による出血傾向，多臓器不全（腎障害，肝障害）が認められる．OPSIが最も疑われるが，鑑別診断には，他の短時間で急速に悪化して死に至る劇症感染症（表4）や電撃性紫斑病を来す疾患（表5）がある．

⑤ 確定診断・除外診断を進めよう（追加検査）

表6：喀痰

グラム染色				培養	
グラム陽性球菌	(1+)	酵母様真菌	(−)	α-*Streptococcus*	(2+)
グラム陰性球菌	(−)	好中球	(1+)	*Neisseria* species	(2+)
グラム陰性桿菌	(−)	赤血球	(2+)		
グラム陽性桿菌	(1+)	扁平上皮	(1+)		

表7:尿中抗原検査	
尿肺炎球菌抗原	(＋)
尿中レジオネラ抗原	(−)

表8:血液培養	
2セット	(−)

不明熱エキスパートの頭の中②

　尿肺炎球菌抗原が陽性で，肺炎球菌感染によるOPSIと診断できる．OPSIは通常，血液培養が陽性になるが，陰性であったのは直前に投与されたレボフロキサシンの影響かもしれない．

最終診断:肺炎球菌感染による脾臓摘出後重症感染症

⑥ 不明熱エキスパートの診断・治療戦略

脾臓摘出後重症感染症(OPSI)とは？

　脾摘後または脾機能低下患者がかかる劇症感染症で，適切に治療しなければ数時間〜数日で死に至る内科的緊急症である．数時間で，敗血症性ショック＋DICに進行することもまれでない．死亡例では，症状発現から死亡までの時間は，約70％が24時間以内と短い．また，死亡率は50〜75％に達する．

　脾摘後または脾機能低下では，生体内に侵入した莢膜をもつ細菌(肺炎球菌，*Haemophilus influenzae*，髄膜炎菌)を効率よく除去できなくなるため，これらの細菌による重症感染症のリスクが高くなる．莢膜を持つ細菌のうち肺炎球菌によるものが最も多く50〜90％を占める．

　発熱以外の随伴症状は，悪寒戦慄，頭痛，咽頭痛，倦怠感，筋肉痛，悪心・嘔吐，腹痛，下痢など非特異的なものが多い．髄膜炎，または肺炎を発症することもあるが，敗血症のみで感染フォーカスが明らかではないことも多い．

　治療は，血液培養を採取後，上記の莢膜を有する細菌をカバーする抗菌薬を速やかに開始する．

表9：脾摘，脾機能低下の原因疾患

脾摘を行う可能性のある疾患	脾機能低下を来す疾患
・外傷 ・サラセミア ・遺伝性球状赤血球症 ・特発性血小板減少性紫斑病 ・ABO型血液不適合腎移植	・先天性門脈圧亢進症 ・リンパ腫 ・鎌状赤血球症 ・骨髄増殖性疾患 ・血友病 ・アミロイドーシス，サルコイドーシス ・炎症性腸疾患 ・全身性エリテマトーデス，関節リウマチ，Sjögren症候群，混合性結合組織病 ・脾臓放射線照射後 ・脾梗塞

電撃性紫斑病とは？

紫斑，皮下出血，四肢末端優位の虚血性壊死を伴い，急速に進行してショック，DICに至る症候群である．原因は，感染症が多いが，凝固異常，自己免疫性疾患に併発する場合もある．感染症による電撃性紫斑病は劇症感染症と重複する．

Pitfall はどこにあるか？

この症例では，脾摘後という病歴がとれたが，患者によっては，脾摘の事実を覚えていないことがある．また，腹腔鏡下手術による脾摘では手術痕が目立たず診察時に腹部手術の既往に気づかないこともある．そのため，発症から1〜2日の経過で急速に悪化している発熱患者では，脾摘の既往，腹部手術痕のチェックとともに，脾摘，脾機能低下の原因となる基礎疾患を確認して，必要なら腹部CT，腹部エコーで，無脾，萎縮脾の有無を画像診断しなければならない（表9）．

また，末梢血スメアのHowell-Jolly小体は脾機能低下を示唆する所見である．

"不明熱"で終わらせない一手は何か？

感染フォーカスがわからない→"不明熱"としてしまわず，死亡率を下げるためには…，発熱＋脾摘後＝OPSIの可能性があることを速やかに認識し，適切な広域抗菌薬をただちに投与する必要がある．

⑦ 症例のその後の経過

　敗血症性ショックとして，急速輸液，各種培養採取とともに，タゾバクタム・ピペラシリン（ゾシン®）を開始した．その後，脾摘のエピソードが判明し，バンコマイシン（塩酸バンコマイシン®）＋セフトリアキソン（ロセフィン®）に変更して順調に回復，救命できた．

文献
1) Pasternack MS：Clinical features and management of sepsis in the asplenic patient. UpToDate〔2016.9.18 確認〕

（野口善令）

ケース3 仮診断は胆道感染症…？

症　例　67歳　女性
主　訴　発熱，右上腹部違和感
現病歴　2～3ヵ月前より時々右上腹部の違和感があった．1ヵ月前より右季肋部～背部，肩胛骨下にかけて違和感出現．5日前に右季肋部～背部にかけて痛みが徐々に増悪．乾性咳嗽も軽度あった．バファリン®を内服し，少し落ち着いた．4日前に腹部膨満感が出現．3日前に発熱があり，夕方からかなり発汗するようになり寝汗もかいた．食欲も減退してきた．

入院前日，かかりつけ医を受診．37.7℃の発熱あり，WBC 5,200/μL，CRP 7.0 mg/dL，γ-GT 54 IU/L，T-Bil 1.7 mg/dL，腹部エコーにて胆嚢壁肥厚と胆嚢内デブリエコーを認めたため，セフカペンピボキシル（フロモックス®），ロキソプロフェン（ロキソニン®）を処方された．

入院当日　腹部膨満感が軽快しないため再度かかりつけ医を受診．急性胆嚢炎疑いでERを紹介受診した．

既往歴・手術歴・輸血歴　高血圧，脂質異常症
50歳　子宮筋腫のため子宮全摘
54歳　良性卵巣腫瘍のため一側卵巣を切除
59歳　Sjögren症候群，口腔内乾燥のみで腺外病変なし

内服薬　バルサルタン（ディオバン®），カルベジロール（アーチスト®）　アムロジピン（アムロジン®），ピロカルピン（サラジェン®），セフカペンピボキシル（フロモックス®），ロキソプロフェン（ロキソニン®），レバミピド（ムコスタ®），メジコン®

アレルギー　花粉症，ビワ，モモ
職　業　主婦
家族歴　なし

喫煙 なし **飲酒** 機会飲酒
その他 海外渡航歴：なし 性交歴：なし ペット：ネコ
身体所見

全身状態は良好，体温：36.3℃，血圧：120/66 mmHg，脈拍数：71回/分（整），呼吸数：16回/分，SpO_2：94%（室内気），意識清明

頭頸部：結膜；貧血なし，黄染なし，点状出血なし 咽頭；発赤なし，腫脹なし，白苔なし 口腔内；乾燥，齲歯多数

頸部リンパ節腫脹なし 項部硬直なし

胸部：心音；整，心雑音なし 肺音；ラ音なし

腹部：やや膨満，軟 肝叩打痛；あり Murphy徴候；陰性 左季肋部叩打痛；なし 腸蠕動音；亢進なし

背部：CVA*叩打痛；－ 脊椎叩打痛；－

皮膚：皮疹なし

下肢：浮腫なし

関節：腫脹・圧痛なし

＊CVA：肋骨脊柱角 costovertibral angle

 さて，診断は？

エキスパートの思考を追いながら考えてみよう．

① Review of Systems (ROS) を行う

（＋） 発熱，右上腹部違和感，右上腹部痛，右背部痛，腹部膨満感，食欲低下，軽度乾性咳嗽，発汗，寝汗

（－） 悪寒戦慄，悪寒，呼吸苦，胸痛，腹痛，嘔吐，下痢，便秘，浮腫，日光過敏，口腔内潰瘍，紫斑，紅斑，陰部潰瘍，しびれ

不明熱エキスパートの頭の中①

　発熱以外の随伴症状は，右上腹部違和感，右背部痛，腹部膨満感などで，胆嚢周囲の臨床徴候と解釈できる．加えて前医の腹部エコーは胆嚢壁肥厚と胆嚢内デブリエコーと急性胆嚢炎と矛盾しない画像所見である．
　痛みよりも膨満感が強いのはやや非典型的だが，まずは急性胆嚢炎を疑って診断を進めるのは妥当だろう．
　咳嗽は偶発的な併存症状かもしれない．

② 検査結果

表1：血液検査所見

血算			生化学		
WBC（/μL）	8,300 H		TP（g/dL）	7.06	Na（mmol/L）	136 L
Neut（％）	81.4 H		Alb（g/dL）	2.17 L	K（mmol/L）	3.9
Lymph（％）	7.1 L		CK（IU/L）	106	Cl（mmol/L）	106
Mono（％）	11.4 H		AST（IU/dL）	38 H	Glu（mg/dL）	180 H
Eosino（％）	0.0 L		ALT（IU/dL）	46 H	CRP（mg/dL）	31.62 H
Baso（％）	0.1		LDH（IU/L）	247	H：高値，L：低値	
RBC（×10^4/μL）	393		ALP（IU/L）	1,234 H		
Hb（g/dL）	11.5 L		γ-GT（IU/L）	381 H		
MCV（fL）	85.8		T-Bil（mg/dL）	1.3 H		
MCHC（％）	34.1		Cr（mg/dL）	1.07		
Plt（×10^4/μL）	8.0 L		BUN（mg/dL）	18.8		

表2：凝固検査所見

PT-INR	1.32 H
APTT（秒）	34.7
Fib（mg/dL）	908 H
FDP（μg/mL）	24.5
Dダイマー（μg/mL）	5.26 H

H：高値

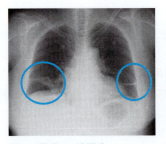

図1：胸部X線写真
両下肺野に索状陰影（〇）を認める．

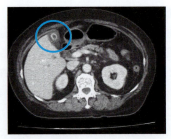

図2：腹部CT
胆嚢壁に浮腫性変化（〇）があるが胆嚢の腫脹，結石は認めない．

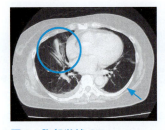

図3：胸部単純CT
右優位に胸水（→），葉間胸水貯留あり．右肺下葉には索状変化（〇）あり，一部はconsolidation様である．

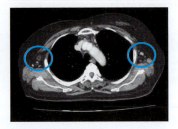

図4：胸部単純CT
両側腋窩リンパ節腫脹（〇）を認める．

不明熱エキスパートの頭の中②

　血液検査では，軽度の正球性貧血，血小板減少，著明な胆道系酵素上昇，Cr上昇とCRP高値がみられる．凝固検査では，PT軽度延長，FDP/Dダイマー上昇がみられた．CT画像では，著明な胆嚢壁肥厚がみられるが，胆嚢腫脹，胆嚢内胆石，総胆管拡張は認めず急性胆嚢炎と言い切れるほどに特徴的な画像所見ではない．

　血小板減少は重症感染症±播種性血管内凝固 disseminated intravascular coagulation（DIC）にしばしば合併するが，全身状態がそれほど悪くみえないこと，画像で胆道閉塞所見が認められないのに胆道系酵素上昇の程度がひどいことなどに違和感があるが，胆道感染症として矛盾はしないだろう．

　また，この症例の症状，経過をうまく説明し難いことから可能性は低いが，commonな病態の組み合わせである尿路感染症＋薬剤性肝障害，市中肺炎＋薬剤性肝障害も一応考慮には入れておきたい．

③ 入院後の経過

　まずは胆道感染症の仮診断のもとに，スルバクタム・アンピシリンを投与開始した．また，薬剤性肝障害の可能性を考え，内服薬はすべて中止とした．

　入院3日目になっても発熱，肝胆道系酵素上昇，高CRP血症は改善せず，急速に低アルブミン血症が進行し，肺水腫が出現して呼吸状態が悪化した．全身浮腫，胸水貯留も認めた．レジオネラ肺炎もカバーするためにアジスロマイシンを追加したが状態改善は認めなかった．

　入院8日目には，急性腎障害のため乏尿となり持続的血液濾過透析が開始された．

④ 確定診断・除外診断を進めよう（追加検査）

- MRCP：肝内胆管，左右肝管，総肝管，総胆管の拡張，狭窄，結石は認めなかった．
- 血液培養：入院時に採取した2セットは陰性であった．

表3：その他の血液検査

抗核抗体（ANA）	320
抗ds-DNA抗体（<IU/ML）	10
抗Sm抗体（<U/mL）	7.0
抗SS-A抗体（U/mL）	358
抗SS-B抗体（U/mL）	494
C-ANCA（<U/mL）	1.0
P-ANCA（<U/mL）	1.0
ACE（U/L）	10.7
T-spot	（−）
ループスアンチコアグラント	1.25
抗カルジオリピン抗体（<U/mL）	8
sIL-2R抗体（U/mL）	1,850
RF（IU/mL）	101

リウマトイド因子，抗核抗体，抗SS-A抗体・抗SS-B抗体が陽性であった．

⑤ 発熱患者の状況を Problem List にまとめよう

Problem List

- ☐ 1 発熱
- ☐ 2 右上腹部違和感, 右上腹部痛, 腹部膨満感
- ☐ 3 右背部痛
- ☐ 4 食欲低下
- ☐ 5 乾性咳嗽
- ☐ 6 発汗, 寝汗
- ☐ 7 正球性貧血／血小板減少
- ☐ 8 炎症反応高値
- ☐ 9 低アルブミン血症
- ☐ 10 肝胆道系酵素（ALP/γ-GT）上昇
- ☐ 11 全身浮腫
- ☐ 12 胸水貯留
- ☐ 13 肺陰影
- ☐ 14 急性腎障害
- ☐ 15 リウマトイド因子／抗核抗体陽性／抗 SS-A 抗体・抗 SS-B 抗体陽性
- ☐ 16 リンパ節腫大
- ☐ 17 SIL2R 上昇

⑥ 鑑別診断は？

　MRCP でも胆道感染症を支持する画像所見は認めず，経口抗菌薬の先行投与ありという条件つきだが血液培養も陰性であった．胆道感染症の原因菌をカバーする抗菌薬への反応は認められず，胆道感染症の可能性は時間経過とともに低くなってきた．

　この時点までの Problem List を表に示す．これらの problem をなるべく多く説明できる病態または疾患が可能性の高い診断仮説になる（完全に全部説明できる必要はない）．

　上記のように DIC を合併する胆道感染症はすでに否定的になっている．

　多臓器に病変を起こす疾患の代表として，播種性結核，悪性リンパ腫，サルコイドーシス，全身性エリテマトーデス systemic inflammatory erythematosus（SLE）をはじめとする膠原病などが鑑別診断に挙がる．

　SLE は病像が合致せず考えにくい．自己抗体は，抗核抗体陽性，RF 陽性，抗 SS-A 抗体／抗 SS-B 抗体陽性で既往にある Sjögren 症候群と矛盾しないが，Sjögren 症候群でこれだけ急激に低アルブミン血症や腎障害が進行するのは説明がつかない．

　サルコイドーシスは，ブドウ膜炎，血清 ACE 値正常，両側肺門リンパ節腫脹を認めず可能性は低いだろう．

　T-spot（抗原特異的インターフェロン-γ 遊離検査 IGRA）は陰性であ

表4：結核菌検査

培養	
喀痰	(−)
胃液	(−)
尿	(−)
肝組織	(−)
骨髄組織	(−)

るが，これのみで播種性結核は除外できないので，各種培養を採取後に抗結核薬を開始し反応をみたい．また，腋窩リンパ節生検を行い，悪性リンパ腫を除外したい．

⑦ その後の経過

　入院6日目に肝生検，骨髄穿刺を施行したが，結核，悪性リンパ腫に特異的な所見は認められなかった．腋窩リンパ節生検は患者の同意が得られず施行しなかった．

　結核は除外できないため，抗結核薬を開始した．

　入院7日目からステロイドを開始した．抗結核薬とステロイド投与を継続したところ，入院12日目より徐々に炎症反応や全身状態は改善傾向となった．一時，ステロイド投与による膵酵素上昇を認め，投与中断したところ炎症反応が再燃し状態が悪化したため，ステロイドが有効な病態であると考えられた．結核菌はすべての培養検体から証明できず（表4），また効果が乏しいと判断し抗結核薬は中止した．

不明熱エキスパートの頭の中②

　臨床的改善は，抗結核薬への反応よりもステロイドの効果と判断し結核の可能性は低くなった．悪性リンパ腫はリンパ節生検ができていないので除外はできていない．より可能性の高い診断仮説としてTAFRO症候群がある．この症例は，①体液貯留（胸水，浮腫），②血小板減少，③発熱と炎症反応陽性，④進行性の腎機能障害，⑤リンパ節腫大散見，を認めTAFRO症候群の診断基準を満たす．リンパ節の病理組織が得られていないがステロイドの効果がある点からも臨床的にTAFRO症候群を疑う．

⑧ 症例のその後の経過（図5）

　骨髄生検で骨髄線維化所見と巨核球増加を認めた．明らかな blast や異型細胞は認めなかった．

　TAFRO 症候群の臨床診断のもとに入院 49 日目よりトシリズマブ 8 mg/kg を 2 週間ごとで投与開始した．開始後は徐々に，浮腫，血小板減少，低アルブミン血症，血清 ALP 高値，腎機能が改善した．

　退院後にトシリズマブを併用しながらステロイドの漸減を行ったところ，7ヵ月後に，倦怠感，浮腫，右季肋部痛が再燃し，低アルブミン血症，血清 ALP 高値，CRP 高値を認めた．

　左腋窩リンパ節腫大の生検を施行し，Castleman 病，plasma cell type に相当する病理組織像であった（図6）．ステロイド再増量とシクロスポリン導入により再び寛解を得ることができた．

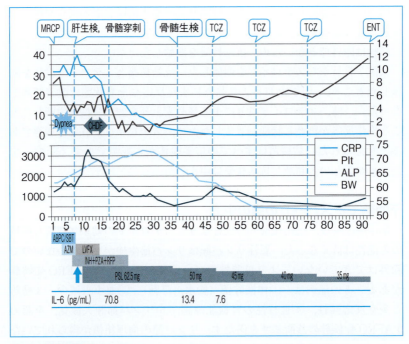

図5：症例の経過

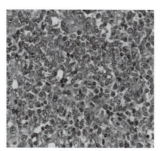

**図6：左腋窩リンパ節病理所見
（カラー口絵参照）**

胚中心の萎縮が目立つリンパ濾胞が少数散在する．
濾胞間・傍皮質領域は拡大し，多数の形質細胞が浸潤する．
明らかな monoclonality は認めない．

最終診断：TAFRO 症候群

TAFRO 症候群とは

　発熱，全身性浮腫（胸水・腹水貯留），血小板減少，腎障害，貧血，臓器腫大（肝脾腫，リンパ節腫大）などが急性または亜急性に出現し，全身状態が急激に悪化して死亡する全身炎症性疾患である．2010 年に高井らにより thrombocytopenia（血小板減少症），anasarca（全身浮腫，胸腹水），fever（発熱，全身炎症），reticulin fibrosis（骨髄の細網線維化，骨髄巨核球増多），organomegaly（臓器腫大；肝脾腫，リンパ節腫大）の頭文字をとって TAFRO 症候群と提唱された新しい疾患概念である[1]（**表 5**）[2]．

　リンパ節生検の病理は Castleman 病と同様の像を示すが，発熱，腹痛を初発症状として発症する患者が多いこと，血清 ALR の上昇が認められること，Castleman 病に特徴的な高 γ-グロブリン血症が認められないことなどから，Castleman 病とは異なる疾患単位であると考えられている[3]．

　ステロイド，シクロスポリン A，トシリズマブ，リツキシマブなどが有効という報告があるが，症例により効果が異なり，治療法は確立されていない．

⑨ 不明熱エキスパートの診断・治療戦略

Pitfall はどこにあるか？

　多系統の臓器に病変が出現した非常に複雑な発熱症例である．最初は，発熱＋腹部症状・胆道系酵素上昇の＋αに注目して胆道感染症の疑いで診

表 5：TAFRO 症候群診断基準　2015 年版

<必須項目>　①体液貯留（胸・腹水，全身性浮腫）
　　　　　　②血小板減少（10 万 /μL 未満）…治療開始前の最低値
　　　　　　③原因不明の発熱（37.5℃以上）または炎症反応陽性（CRP 2 mg/dL 以上）

<小項目>　　①リンパ節生検で Castleman 病様の所見
　　　　　　②骨髄線維化（細網線維化）または骨髄巨核球増多
　　　　　　③軽度の臓器腫大（肝・脾腫，リンパ節腫大）
　　　　　　④進行性の腎障害

必須項目 3 項目＋小項目 2 項目以上を満たす場合 TAFRO 症候群と診断する．
ただし，悪性リンパ腫などの悪性疾患を除外する必要があり，生検可能なリンパ節がある場合は生検すべきである．
※除外すべき疾患：悪性腫瘍，SLE，ANCA 関連疾患，抗酸菌感染症，リケッチア感染，ライム病，重症熱性血小板減少性症候群（SFTS），POEMS 症候群，IgG4 関連疾患など

（文献 2）より引用改変）

断，治療を進めたが，抗菌薬への反応はなく，胆道感染症の診断仮説では説明のできない所見が次々に出現してきた．このような場合には，抗菌薬をとっかえひっかえして何とか解熱させようとする戦略をとっても解決することはほとんどない．

"不明熱" で終わらせない一手は何か？

　症状，所見を洗い直して，Problem List をつくり，problem の全体像が説明可能な診断仮説を考えなければならない．自分の知らない疾患，病態は，ままあるので，仮説をどうしても思いつかなければ，情報を検索することも必要である

　この症例でも，症状・所見の組み合わせを Google で検索して，TAFRO 症候群がヒットしたのが診断の糸口になった．

📖 この 1 冊で極める『不明熱の診断学』のここを読もう！

➡ P.110　Castleman 病について詳しく記載されています！
➡ P.177　リンパ節腫脹について述べられています！
➡ P.231　生検はどのような場合に行うか？　生検の考え方が載っています！

文献

1) 高井 和江, 他:発熱, 胸腹水, 肝脾腫を伴い, 骨髄に軽度の線維化を認める血小板減少症. 臨床血液 51(5):320-5. 2010
2) Masaki Y, et al:Proposed diagnostic criteria, disease severity classification and treatment strategy for TAFRO syndrome, 2015 version. Int J Hematol 103(6):686-92. 2016
3) Iwaki N, et al:Clinicopathologic analysis of TAFRO syndrome demonstrates a distinct subtype of HHV-8-negative multicentric Castleman disease. Am J Hematol 91(2):220-6. 2016

(野口善令)

ケース4 男性の尿路感染？

第Ⅱ章 各論：症例検討編

症例	80歳　男性
主訴	発熱，全身脱力

現病歴　2週間前に膝にケガをしたため，近くの皮膚科で1週間前から治療を開始した．昨夜23時頃から，寒気を訴え下肢が動かなくなり，ベッドに戻れなくなってしまった．朝まで様子を見ようと思ったが，悪化すると大変だと思ったため，午前4時，119番通報し救急要請された．救急車の中で体温を測定して初めて発熱していることがわかった．

既往歴　脊髄小脳変性症（現在は週に1回のリハビリテーションのみ）．虫垂炎術後，心房細動．大腸がん・膀胱がん・悪性リンパ腫は完治している．高血圧あり，脂質異常症・糖尿病なし

内服薬　ワルファリン（ワーファリン®），カンデサルタン　シレキセチル（ブロプレス®），ランソプラゾール（タケプロンOD®），フェブキソスタット（フェブリク®），ピタバスタチンカルシウム（リバロ®），イコサペント酸エチル（エパデール®）S（入院直前の新規使用開始薬剤なし）

アレルギー　なし

職業　無職

家族歴　なし

喫煙　なし　**飲酒**　なし

その他　最近の海外旅行歴：なし　温泉旅行歴：なし　結核曝露歴：思い当たることなし
ペット飼育：なし　園芸作業：なし
不特定多数との性交渉：なし　同性との性交渉：なし

> **身体所見**
>
> 体温：38.5℃，血圧：153/86 mmHg，脈拍数：101 回/分（整），呼吸数：27 回/分，SpO$_2$：97％（室内気），意識清明，GCS：E4V5M6
> 頭頸部：眼瞼結膜；貧血なし　眼球結膜；黄染なし　咽頭：発赤なし
> 扁桃：腫大なし，白苔なし　口腔内；潰瘍なし　頸部リンパ節；腫脹なし
> 胸部：呼吸音；清　心音；整，雑音なし
> 腹部：平坦かつ軟，圧痛なし　腹部正中に手術痕あり　Murphy 徴候；なし　Mcburney 点での圧痛；（－）　Lanz 点での圧痛；（－）
> 四肢：両側下腿浮腫なし
> 背部：CVA*叩打痛；－/－　脊柱叩打痛；なし
> 直腸診：茶色便付着，前立腺圧痛なし
> 神経学的検査：瞳孔；3/3 mm　＋/＋　Barré 徴候；－/－　Mingazzini 徴候；両側等しく 5 cm ずつ下垂　Babinski 徴候；－/－　顔面；感覚障害なし　四肢；感覚障害なし
> 皮膚：皮疹なし

＊CVA：肋骨脊柱角 costovertebral angle

不明熱エキスパートの頭の中①

　病歴・身体所見から考えると，下肢の脱力ではあるが，脳神経の問題ではなさそう．発熱もあることから，それに伴うふらつきなどと解釈するのが適切のようだ．発熱の原因検索を進めていく．

 # さて，診断は？
エキスパートの思考を追いながら考えてみよう．

① Review of Systems（ROS）を行う

　病歴聴取で聞いたことに加え，診断に際して不足している事項を ROS で聴いてみた結果が以下である．

(−) 最近の感冒症状,膀胱直腸障害,咳嗽,咽頭痛,呼吸困難,腹痛,下痢,悪心・嘔吐,頭痛,排尿時痛,戦慄,全身倦怠感
(+) 鼻汁軽度,頻尿,悪寒

② 検査結果

表1：血液検査所見

血算			生化学				
WBC (/μL)	10,300 H		TP (g/dL)	7.47		Cr (mg/dL)	1.21
Lymph (%)	5.8		Alb (g/dL)	4.02 L		BUN (mg/dL)	19
Mono (%)	3.8		CK (IU/L)	334 H		Glu (mg/dL)	111
Neut (%)	90 H		AST (IU/L)	51 H		Na (mmol/L)	138
Eosino (%)	0.3		ALT (IU/L)	21		K (mmol/L)	3.9
Baso (%)	0.1		LDH (IU/L)	260 H		Cl (mmol/L)	103
Hb (g/dL)	13.1 L		ALP (IU/L)	256		T-Bil (mg/dL)	1.23
Ht (%)	39 L		γ-GT (IU/L)	55		CRP (mg/dL)	1.01 H
Plt (×10⁴/μL)	12.3		Amy (IU/L)	118		H：高値,L：低値	

表2：尿検査所見

定性			沈渣	
潜血	(±)		赤血球 (/HPF)	1〜4
蛋白	(±)		白血球 (/HPF)	100＜
糖定性	(−)		扁平上皮 (/HPF)	＜1
ケトン体	(−)			
白血球数定性	(2+)			
亜硝酸塩	(+)			

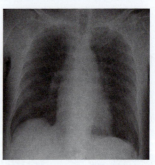

図1：胸部単純X線写真
特記すべき異常なし.

不明熱エキスパートの頭の中②

　尿所見からは高度の白血球尿を認めており,尿路感染症を疑う状況にある.軽度の貧血と炎症反応高値を認めるが,肝機能や胆道系酵素,腎機能には異常を認めていない.胸部単純X線写真からは明らかな肺炎像などは認めていない.

尿路感染症で common なのは膀胱炎，腎盂腎炎であるが，男性の尿路感染症の頻度は女性の 1/10 程度である．男性の尿路感染症では，尿路に閉塞がある複雑性尿路感染症や急性前立腺炎を考えなけれならない．また，外傷歴があることから創感染を侵入門戸とした細菌感染による菌血症を別の診断仮説として考え，局所の傷の状態もチェックしなければならない．

③ 発熱患者の状況を Problem List にまとめよう

Problem List
- ☐ 1　悪寒を伴う発熱
- ☐ 2　白血球・CRP 高値
- ☐ 3　外傷治療中
- ☐ 4　軽度の鼻汁
- ☐ 5　頻尿
- ☐ 6　尿中白血球
- ☐ 7　貧血（正球性貧血）
- ☐ 8　脊髄小脳変性症（リハビリ中）
- ☐ 9　大腸がん，膀胱がん，悪性リンパ腫の治療後

④ 鑑別診断は？

尿路感染症，急性腎盂腎炎，急性前立腺炎，皮膚感染症（外傷後），敗血症・菌血症，何らかのウイルス感染症が鑑別に挙がる．

不明熱エキスパートの頭の中③

悪寒，頻尿，白血球尿の鑑別として急性前立腺炎は押さえておくべき疾患である．外傷部の肉眼的所見からは明らかな皮膚感染や軟部組織感染症を疑う状況になかった．戦慄はないが，菌血症のリスクは考えて血液培養は必須である．PSA は前立腺がんの腫瘍マーカーではあるが，前立腺炎でも上昇することがあるので，追加検査として行う．

⑤ 確定診断・除外診断を進めよう（追加検査）

①血液培養，尿培養（表3），②腹部骨盤部造影 CT（図2），③ PSA（表4）を行った．

表3：尿培養・血液培養

尿培養	Escherichia coli
血液培養	E.coli

表4：PSA

PSA（ng/mL）	31.86

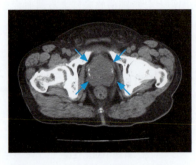

図2：腹部骨盤部造影CT
尿路系に異常なし．前立腺の一部石灰化と腫大（→）を認める．

不明熱エキスパートの頭の中④

　PSAの異常高値と画像診断により，急性前立腺炎で診断はほぼ決まった．皮膚感染症であれば通常はグラム陽性球菌，とりわけブドウ球菌などが検出されれば起因菌と考えるが，尿培養と同じく *E. coli* が検出されており，今回は尿路感染を由来とするものと考えた．

 最終診断：急性前立腺炎＋大腸菌菌血症

⑥ 不明熱エキスパートの診断・治療戦略

Pitfallはどこにあるか？
- 直腸診を行って前立腺に圧痛がないときに前立腺炎はないと考えてしまう．
- 明らかな排尿時痛や排尿困難がないと前立腺炎はないと考えてしまう．

"不明熱"で終わらせない一手は何か？
- 所見の感度・特異度を知る．
- 男性であれば，前立腺炎を鑑別疾患に必ず入れておく．
- 前立腺癌の腫瘍マーカーであるPSAが前立腺炎の際にも上昇することを知っておく．

MEMO エキスパートが使っている EBM 豆知識

- 急性前立腺炎を SpPin & SnNout するための知識

前立腺炎の患者で，PSA 値が 4.0 ng/mL を超える患者は 60％いると言われている[2]．

PSA＞4 ng/mL は前立腺炎となる	
感度	69％
特異度	96％

（文献 1）より引用）

- 対象疾患：急性前立腺炎．
- 感度・特異度：69％，87％（PSA）．
- ゴールドスタンダード：生検，培養．
- 解釈：感度はあまり高くないので陰性でも除外はできない．逆に特異度は高いので陽性なら強く疑われる．しかし，がんを明らかに疑う場合では PSA のみで診断はしてはいけない．

⑦ 症例のその後の経過

入院後はセフトリアキソン点滴投与で治療を開始したが，培養結果にて感受性良好な大腸菌が検出されたので，ビクシリン点滴投与に変更した．その後，早期退院を進めるためにレボフロキサシン投与にて退院とした．順調に解熱し計 4 週間の抗菌薬治療を行い終了とした．

『この 1 冊で極める 不明熱の診断学』のここを読もう！

- P.220 PSA は不明熱診療においてちょっと使える腫瘍マーカーとして載っています！
- P.221 尿所見の何に着目するか，が書かれています！
- P.270 「不明熱鑑別診断マトリックス」にも「急性前立腺炎」は載っています！

文献

1) Everaert K, et al：Diagnosis and localization of a complicated urinary tract infection in neurogenic bladder disease by tubular proteinuria and serum prostate specific antigen. Spinal Cord 36(1)：33-8. 1998
2) Etienne M, et al：Acute bacterial prostatitis: heterogeneity in diagnostic criteria and management. Retrospective multicentric analysis of 371 patients diagnosed with acute prostatitis. BMC Infect Dis 30(8)：12. doi: 10.1186/1471-2334-8-12. 2008

（横江正道）

ケース 5 痛いのは中，外？

症　例　70歳　女性

主　訴　発熱

現病歴　6日前頃から口内炎と咽頭痛あり．5日前から発熱が出現した．4日前に近医受診．採血したところ，CRPが12.5 mg/dLであり，リンコマイシン（リンコシン®）点滴，ガレノキサシン（ジェニナック®）を処方されて帰宅．しかし，改善がないため，再度，3日前にリンコマイシン点滴．CRPは20 mg/dLになった．咽頭痛，口内炎はこの頃に改善した．前日もCRPが20 mg/dLで改善がなく，発熱などの症状が続くことから近医から当院救急外来に紹介受診．再度，採血や胸部腹部骨盤部造影CTなど施行され，ALP，γ-GTなどの肝胆道系酵素上昇と多数の胆石を指摘され急性胆管炎の疑いとなった．消化器内科医の判断により，入院適応はないと判断され，帰宅．本日には近医から入院を依頼する紹介状を持参し，総合内科に受診・入院となった．

既往歴・手術歴・輸血歴　高トリグリセリド血症あり，高血圧・脂質異常症・糖尿病はなし

内服薬　アトルバスタチン（アトルバスタチン®），トリアゾラム（ハルシオン®），新規使用薬剤はアモキシシリン（サワシリン®），レボフロキサシン（クラビット®）

アレルギー　なし

職　業　主婦

家族歴　なし

喫　煙　なし　**飲　酒**　なし

その他　最近の海外旅行歴：5ヵ月前にイギリスへ観光旅行　温泉旅行歴：なし　結核曝露歴：思い当たることなし　ペット飼育：なし　園芸作業：なし

> **身体所見**
>
> 体温：38.6℃，血圧：141/69 mmHg，脈拍数：109 回/分（整），呼吸数：16 回/分，SpO_2：96%（室内気）
> 頭頸部：眼瞼結膜；貧血なし　眼球結膜；黄染なし　副鼻腔；圧痛なし　咽頭；発赤あり　扁桃；腫大なし　甲状腺；腫大・圧痛なし
> 髄膜刺激徴候：項部硬直；なし
> 頸部リンパ節：腫脹なし　腋窩リンパ節：腫脹
> 胸部：呼吸音；清　心音；整，雑音なし
> 腹部：平坦かつ軟，圧痛なし　Murphy 徴候；なし　McBurney 圧痛点；なし　肝叩打痛；なし
> 背部：CVA*叩打痛；＋/＋（両方とも同じくらいの痛さ）
> 四肢：両側下腿浮腫なし
> 関節：腫脹・発赤・熱感なし
> 皮膚：皮疹なし　Osler 結節；（－）　Janeway 病変；（－）　爪下出血；なし

＊CVA：肋骨脊柱角 costovertebral angle

不明熱エキスパートの頭の中①

　病歴・身体所見から考えると，高熱の割に全身状態は良好で，フォーカスを示唆する局所症状・所見に乏しく，抗菌薬無効であることからもウイルス感染を強く疑う．検査結果の異常はウイルス感染でも矛盾しない．胆道系酵素の上昇は抗菌薬による肝障害かもしれない．

さて，診断は？
エキスパートの思考を追いながら考えてみよう．

① Review of Systems（ROS）を行う

紹介状の内容や病歴聴取で聴いたことに加え，診断に際して不足している事項をROSで聴いてみた結果が以下である．

（−）　咽頭痛，胸痛，呼吸苦，腹痛，下痢，悪心・嘔吐，腰痛，背部痛，
　　　　尿路症状，関節痛，筋痛，悪寒戦慄
（＋）　咳（少し）

② 検査結果

表1：血液検査所見

血算			生化学				
WBC（/μL）	12,100 H		TP（g/dL）	7.98		Cr（mg/dL）	0.62
Lymph（%）	14.8		Alb（g/dL）	3.33		BUN（mg/dL）	11.4
Mono（%）	7.5		CK（IU/L）	49		Glu（mg/dL）	177
Neut（%）	77.3		AST（IU/L）	85 H		Na（mmol/L）	137
Eosino（%）	0.2		ALT（IU/L）	97		K（mmol/L）	3.5 L
Baso（%）	0.2		LDH（IU/L）	218		Cl（mmol/L）	105
Hb（g/dL）	11.0 L		ALP（IU/L）	810 H		T-Bil（mg/dL）	0.95
Ht（%）	30.7 L		γ-GT（IU/L）	214 H		CRP（mg/dL）	26.91 H
Plt（×10^4/μL）	32.6		Amy（IU/L）	51		H：高値，L：低値	

表2：尿検査所見

定性		沈渣	
潜血	（3＋）	赤血球（/HPF）	20〜29
蛋白	（±）	白血球（/HPF）	＜1
糖定性	（−）		
ケトン体	（−）		
白血球数定性	（−）		
亜硝酸塩	（−）		

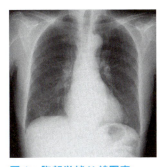

図1：胸部単純X線写真

特記すべき異常なし．

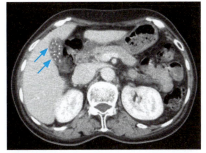

図2：腹部骨盤部造影CT（救急外来）

尿路系に異常なし．胆嚢内に小結石（→）が複数あり．総胆管拡張なく，明らかな総胆管結石は認めない．

不明熱エキスパートの頭の中②

　抗菌薬投与がすでになされているが，紹介の段階では下痢の情報はなかった．下痢はないが，抗菌薬使用歴から他の診断仮説が皆除外されたら*Clostridium difficile*感染症（CDI）を考慮してもよいかもしれない．

　現時点では咽頭痛は消失しているが，亜急性甲状腺炎も鑑別に挙がる．伝染性単核球症はリンパ節腫脹がなく，年齢からも考えにくい．血尿に関しては，今後のフォローが必要である．CVA叩打痛は両側陽性であり有意な所見ではない印象を受ける．

　CTで胆嚢内結石を認めるが，他の所見がないので，おそらく胆嚢炎，胆管炎ではないだろうと思われる．

③ 発熱患者の状況をProblem Listにまとめよう

Problem List

- □ 1　発熱（悪寒戦慄はなかった）
- □ 2　咽頭痛
- □ 3　口内炎
- □ 4　CRP高値
- □ 5　ALP，γ-GT上昇
- □ 6　抗菌薬先行投与あり（無効）
- □ 7　血尿

④ 鑑別診断は？

何らかのウイルス感染，亜急性甲状腺炎，無痛性甲状腺炎，CDI（偽膜性腸炎）が鑑別に挙がる．

不明熱エキスパートの頭の中③

咽頭痛は改善しており，甲状腺の結節や圧痛もないが，それだけでは亜急性甲状腺炎の除外はできないと考えれば甲状腺機能の検査はやっておくべき．

⑤ 確定診断・除外診断を進めよう（追加検査）

①血液培養，尿培養（表3），②甲状腺機能検査（表4）を行った．

表3：尿培養・血液培養

尿培養（3セット）	（−）
血液培養	（−）

表4：甲状腺機能検査

TSH（μU/mL）	0.01
fT4（ng/dL）	8.00
fT3（pg/mL）	22.12

不明熱エキスパートの頭の中④

TSH低値，fT4，fT3の上昇から亜急性甲状腺炎と診断された．発熱はあるが著明な頻脈，振戦，精神神経症状，消化器症状などはなく，いわゆるクリーゼにはなっていない．

 最終診断：亜急性甲状腺炎

⑥ 不明熱エキスパートの診断・治療戦略

Pitfall はどこにあるか？

- 咽頭痛の訴えがあるときに，咽喉頭・扁桃はチェックするが，甲状腺をしっかりと診ていないことがある．
- CT で見つかった胆石の所見と ALP，γ-GT 上昇の所見についつい飛びついてしまいそうになるかもしれない．

咽頭痛として診察していても粘膜に異常所見がない場合もある．そんなとき，粘膜外の病変で，頻度の高いものとして亜急性甲状腺炎も覚えておく[2]．

"不明熱"で終わらせない一手は何か？
- 咽頭痛を診るときに亜急性甲状腺炎を鑑別に入れて対応する．
- かぜは確かに多いが，ウイルス感染が長引いていると考えているときには甲状腺機能をチェックしてみる．
- CRPがすごく高いと感染症に引っ張られてしまいがちだが，このような症例をもとに甲状腺機能異常でもCRPが高くなることを知って対応する．

MEMO 甲状腺機能亢進症と判明したら

fT4，fT3（またはT3），甲状腺刺激ホルモン（TSH）から甲状腺機能亢進症の診断がついたら次にその原因を検索する．ここで一番疑われるのは亜急性甲状腺炎だが，Basedow病，橋本病でも，甲状腺機能亢進症を来すことがある．Basedow病との鑑別のため，TSH受容体抗体（TRAb）の測定を行う．橋本病との鑑別のため抗サイログロブリン抗体（TgAb）と抗ペルオキシダーゼ抗体（TPOAb）を測定することもある[1]．

⑦ 症例のその後の経過

診断後もアセトアミノフェンのみで解熱傾向となったため7日間の投与で終了し退院となった．

『この1冊で極める 不明熱の診断学』のここを読もう！

- P.43 「意外な原因疾患」の中に亜急性甲状腺炎があります！
- P.177 「頸部のどこに気をつけて診ていくか？」の中で亜急性甲状腺炎についての記載があります！
- P.206 「CRPをどう使う？」を参照してください！

文献
1) 石原　隆：亜急性甲状腺炎．medicina 53(13)：2155-61，2016
2) 明保洋之，他：咽頭痛．medicina 54(5)：4, 770-5，2017

（横江正道）

第Ⅱ章 各論：症例検討編

ケース6 腰痛のレッドフラッグ！

症 例 90歳　男性

主 訴 発熱，腰背部の痛み

現病歴 3日前から腰背部痛と左大腿部外側の痛みが出現し，それに伴い，37.9℃の発熱があった．頻尿や血尿もあるため，近医を受診し，インフルエンザをチェックしたところ陰性であった．白血球9,700/μL，CRP 7 mg/dLであり，不明熱として，総合内科に紹介受診した．

既往歴・手術歴・輸血歴 18歳で肺結核（内服で治癒）
糖尿病あり（腎症あり）．高尿酸血症あり．高血圧・脂質異常症なし．アレルギー性鼻炎あり

内服薬 アロプリノール（アロシトール®），アログリプチン（ネシーナ®），メトホルミン（メトホルミン®），フェキソフェナジン（アレグラ®），モンテルカスト（シングレア®）（新規使用薬剤なし）

アレルギー なし

職 業 無職

家族歴 なし

喫 煙 なし　**飲 酒** なし

その他 最近の海外旅行歴：なし　温泉旅行歴：なし　独居．要支援1　ヘルパーに2回/週来てもらっている

身体所見
体温：36.8℃，血圧：151/86 mmHg，脈拍数：73回/分（整），呼吸数：12回/分，SpO_2：97％（室内気）
頭頸部：眼瞼結膜；貧血なし　眼球結膜；黄染なし　咽頭；発赤なし　扁桃；腫大なし　頸部リンパ節；腫脹なし　項部硬直；なし
胸部：呼吸音；清　心音；整，雑音なし

腹部：平坦かつ軟　圧痛なし　Murphy徴候なし
背部：CVA*叩打痛；−/＋　L4あたりに圧痛あり
左大腿外側にかけての自発痛あり
筋力：低下なし
関節：腫脹・発赤・熱感なし
皮膚：皮疹なし

＊CVA：肋骨脊柱角 costovertebral angle

不明熱エキスパートの頭の中①

　病歴・身体所見から考えると，尿路感染症（腎盂腎炎）は common な病気と考えてまず疑う．CVA 叩打痛陽性，腰背部痛，大腿の痛み，L4 付近の圧痛などからは，椎体炎，椎間板炎，硬膜外膿瘍なども考えなくてはいけない．ただし，前医があまり意識して診ていない甲状腺機能や肺結核に関する評価は見落としがないようにしたい．

さて，診断は？
エキスパートの思考を追いながら考えてみよう．

① Review of Systems（ROS）を行う

　紹介状の内容や病歴聴取で聞いたことに加え，診断に際して不足している事項を ROS で聴いてみた結果が以下である．
（−）　最近の抜歯歴，下痢，食欲低下
（＋）　咳（少し），下肢のしびれ感（少し）

② 検査結果

表1：血液検査所見

血算			生化学		
WBC（/μL）	8,800 H		TP（g/dL）	7.77	Cr（mg/dL）	0.65
Lymph（%）	22.8		Alb（g/dL）	3.76	UA（mg/dL）	3.29
Mono（%）	9.9 H		CK（IU/L）	56	BUN（mg/dL）	16.0
Neut（%）	65.5		AST（IU/L）	22	Glu（mg/dL）	284 H
Eosino（%）	1.5		ALT（IU/L）	14	Na（mmol/L）	134
Baso（%）	0.3		LDH（IU/L）	216	K（mmol/L）	4.5
Hb（g/dL）	14.1		ALP（IU/L）	301	Cl（mmol/L）	102
Ht（%）	41.1		γ-GT（IU/L）	28	T-Bil（mg/dL）	1.03
Plt（×10⁴/μL）	21.7				CRP（mg/dL）	13.51 H

H：高値，L：低値

表2：尿検査所見

定性			沈渣	
潜血	（±）		赤血球（/HPF）	<1
蛋白	（1+）		白血球（/HPF）	1〜4
糖定性	（4+）		上皮細胞（/HPF）	<1
ケトン体	（−）			
白血球数定性	（−）			
亜硝酸塩	（−）			

表3：追加検査所見

血清検査	
TSH（μIU/mL）	1.32
fT4（ng/dL）	1.16
T-spot	（+）
PSA（ng/mL）	1.43

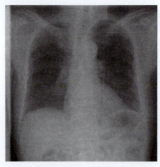

図1：胸部単純X線写真
特記すべき異常なし．

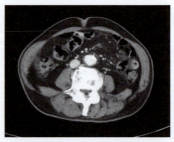

図2：腹部骨盤部造影CT
腎盂腎炎を認めず．明らかな腸腰筋膿瘍なども認めず．前立腺炎を疑う所見も認めず．
病的リンパ節腫大も認めず．

不明熱エキスパートの頭の中②

　高熱ではないが，発熱があり腰背部痛，CVA叩打痛を伴っている点で，尿路感染を考えて対応したが，尿検査所見では明らかな感染を示唆する所見は得られなかった．椎体炎，椎間板炎などの評価をするが，局所感染のリスクに関してブロック注射の既往なども確認しなくてはいけないし，血流感染である可能性も考えて，<u>血液培養</u>などは外すことができない検査である．

③ 発熱患者の状況を Problem List にまとめよう

Problem List
- ☐ 1　発熱
- ☐ 2　左腰背部痛
- ☐ 3　左大腿外側の痛み
- ☐ 4　頻尿（数日前から）
- ☐ 5　CRP 高値
- ☐ 6　糖尿病
- ☐ 7　肺結核既往

④ 鑑別診断は？

　尿路感染症（急性腎盂腎炎），椎体炎，椎間板炎，硬膜外膿瘍，腸腰筋膿瘍などが鑑別に挙がる．

不明熱エキスパートの頭の中③

　腰痛＋発熱は腰痛のレッドフラッグとしてとらえるべきである．つまり，発熱を伴う腰痛は，critical な疾患が隠れている可能性を考え，単純に解熱鎮痛薬で様子をみていはいけない．MRI，CT などによる画像検索が必要である．

⑤ 確定診断・除外診断を進めよう（追加検査）

①血液培養，尿培養（表4），②腰椎 MRI（図3）を行った．

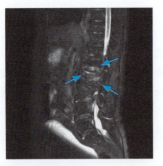

表4：尿培養・血液培養

培養	
尿培養	（－）
血液培養（2セット）	（－）

図3：腰椎 MRI
L1，2 椎体と L1/2 椎間板に T1WI 低信号，FS-T2WI 高信号域を認め（➡）L1/2 椎体椎間板炎．

不明熱エキスパートの頭の中④

MRI 所見で椎体炎，椎間板炎の診断はほぼ決まった．

 最終診断：腰椎椎体炎・椎間板炎

- **画像で脊椎炎が確認できたら**

化膿性脊椎炎と結核性脊椎炎では治療法が大きく異なるため，その鑑別は重要である．それぞれの特徴的な画像所見を理解する必要がある．化膿性脊椎炎は腰椎に好発し，次いで頸椎に多い．結核性脊椎炎は胸椎・腰椎（特に胸腰椎移行部）に好発し頸椎や仙骨には少ない．血行感染ではまず，血流の終末部位である椎体前部終板軟骨下に感染巣が形成される．感染巣は終板を破り，椎間板に感染が進展し，隣接する他の椎体まで進展すると椎間板の狭小化を生じる．さらに終板へのびらんが周囲軟部組織へ進展する．画像所見はこれらの変化をよく反映する[1]．

感染性脊椎炎における画像上の鑑別点は臨床的に十分参考になるが，最終診断はやはり培養などの検査が必要である．なお，化膿性脊椎炎と思って抗菌薬で治療しているにもかかわらず症状や炎症反応の改善がみられないことがあり，これが結核性脊椎炎を疑うきっかけとなることもある[2]．

胸腹部大動脈瘤，椎体骨折，馬尾症候群，悪性腫瘍の骨転移，感染性椎間板炎・椎体炎，腸腰筋膿瘍，結核性脊椎炎，脊髄硬膜外血腫，脊髄硬膜外膿瘍などは，診断が遅れて症状が進行すると，介入の余地があるにもかかわらず，死亡や神経障害など重篤な結果につながる可能性があり，頻度は少ないが注意を要する病態である[3]．

⑥ 不明熱エキスパートの診断・治療戦略

Pitfall はどこにあるか？

- 椎体や椎間板は整形外科にとってなじみ深く，内科医にはなじみが薄い部位である．
- どういう所見がそれらしさを示すのかを理解していなくてはいけない．

"不明熱"で終わらせない一手は何か？

- 腰痛のレッドフラッグを意識する（発熱のある腰痛は要注意である）．
- 痛い部分はやはり熱源である可能性が高い．
- 椎体炎，椎間板炎，硬膜外膿瘍，腸腰筋膿瘍で発熱を来すことを理解する．

✎MEMO エキスパートが使っている EBM 豆知識

- 感染性脊椎炎の診断において大腰筋に T2 強調像にて高信号がみられた場合

Ledbetter らは感染性脊椎炎の診断において大腰筋に T2 強調像にて高信号がみられた場合には，感度 92％，特異度 92％で，Psoas sign（表5）に注目することで正診率の AUC（area under the ROC curve）は 0.93 から 0.98 と有意に上昇した（p = 0.02），と報告している[4]．

表5　Psoas sign

感度	92%
特異度	92%

⑦ 症例のその後の経過

セフトリアキソン（ロセフィン®）で治療を開始したところ，順調に解熱し，足の痛み，腰背部痛も改善した．整形外科にはコルセットを作成し

てもらった．残念ながら血液培養は結果として陽性にならず，起因菌は不明であった．セフトリアキソンを6週間投与して治療を終了した．

『この1冊で極める 不明熱の診断学』のここを読もう！

- P.75　　腸腰筋膿瘍が載っています！
- P.185　「背部のどこに気をつけて診ていくか？」の中で腰痛＋発熱の患者へのアプローチが書かれています！
- P.272　「不明熱鑑別診断マトリックス」に整形外科領域の不明熱がまとめてあります！

文献
1) 棚橋裕吉, 他：腰痛＋発熱　medicina 54(5)：664-7, 2017
2) 石田尚利：CTで判明する不明熱　medicina 53(13)：2236-41, 2016
3) 小林裕幸：腰背部痛—数多い対象からいかにリスクのある症例をピックアップするか. 総合診療25(6)：544-6, 2015
4) Ledbetter LN, et al：Imaging Psoas sign in lumbar spinal infections：evaluation of diagnostic accuracy and comparison with established imaging characteristics. AJNR Am J Neuroradiol 37：736-41, 2016

〈横江正道〉

第Ⅱ章　各論：症例検討編

ケース7 痛くて腫れているのは+αの手がかり

| 症　例 | 64歳　男性 |
| 主　訴 | 発熱，右肘の痛み |

現病歴　アルコール性肝硬変がもともとある．今回，2日前に右肘の痛みと発熱があり，かかりつけ医を受診．化膿性関節炎を疑ってセフトリアキソン（ロセフィン®）1gを投与して帰宅．しかし，本日になり夕方から悪寒戦慄が出現し38℃の発熱が出現したため，救急外来を紹介受診となった．

既往歴・手術歴・輸血歴　アルコール性肝硬変
高血圧・高脂血症・糖尿病の指摘はない．

内服薬　ラニチジン（ザンタック®）75 mg，スピロノラクトン（アルダクトンA®）25 mg，ビフィズス菌（ビオフェルミン®）錠，フロセミド（ラシックス®）錠
新規使用薬剤はセフトリアキソン点滴のみ

アレルギー　なし

職　業　無職（もともとは左官業）

家族歴　なし

喫　煙　30本/日×40年

飲　酒　3～4合/日（しかし，5日前からは飲んでいない）

その他　最近の海外旅行歴：なし　温泉旅行歴：なし　結核曝露歴：思い当たることなし
ペット飼育：なし　園芸作業：なし
不特定多数との性交渉：なし　同性との性交渉：なし

身体所見
体温：38.6℃，血圧：139/68 mmHg，脈拍数：89回/分（整），呼吸数：16回/分，SpO_2：96%（nasal 2L/分）

> 頭頸部：眼瞼結膜；貧血なし，眼球結膜；黄染あり，点状出血なし
> 咽頭；発赤なし　扁桃；腫大なし　白苔なし　齲歯あり
> 頸部リンパ節：腫脹なし
> 胸部：呼吸音；清，心音；整，雑音なし
> 腹部：平坦かつ軟，圧痛なし
> 背部：CVA*叩打痛；ー/ー
> 四肢：両側下腿浮腫軽度あり
> 関節：右肘関節に腫脹・発赤・熱感・圧痛あり
> 皮膚：皮疹なし

＊CVA：肋骨脊柱角 costovertebral angle

不明熱エキスパートの頭の中①

　病歴，身体所見から考えると，右肘にフォーカスがありそうだ．急性単関節炎の鑑別診断を考えたい（表1）．化膿性関節炎は治療が遅れると関節破壊による機能障害や菌血症を合併する critical な疾患であるので，必ず鑑別に入れて除外しておかなくてはいけない．後は，痛風・偽痛風が原因として多い．アルコール多飲の病歴からは痛風の可能性が高いと予想される．

表1：急性，慢性，単関節炎，多関節炎の分類

	単関節炎	多関節炎
急性 （2週間以内）	・化膿性関節炎 ・痛風・偽痛風 ・外傷（関節内血腫，骨折） ・骨髄炎	・関節リウマチ ・脊椎関節症 ・その他の膠原病・血管炎 ・心内膜炎 ・淋菌性関節炎 ・パルボウイルス B19 感染症・肝炎・風疹 ・リウマチ熱 ・血清病 ・白血病
慢性 （1ヵ月以上）	・結核性関節炎 ・変形性関節症 ・腫瘍 ・無菌性骨壊死 ・機械的損傷	・関節リウマチ ・脊椎関節症 ・その他の膠原病・血管炎 ・変形性関節症 ・慢性通風性関節炎 ・肥大性骨関節症

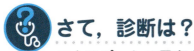

① Review of Systems（ROS）を行う

紹介状の内容や病歴聴取で聴いたことに加え，診断に際して不足している事項を ROS で聴いてみた結果が以下である．

- （−） 頭痛，咳，痰，咽頭痛，腹痛，悪心・嘔吐，下痢，腰痛，背部痛，排尿時痛
- （＋） 齲歯，右肘痛

② 検査結果

表2：血液検査所見

血算		生化学			
WBC（/μL）	11,900 H	TP（g/dL）	6.94	Cr（mg/dL）	0.81
Lymph（％）	7.3	Alb（g/dL）	2.93 L	UA（mg/dL）	8.36 H
Mono（％）	11.5 H	CK（IU/L）	188	BUN（mg/dL）	10.1
Neut（％）	80.6 H	AST（IU/L）	67 H	Glu（mg/dL）	189 H
Eosino（％）	0.3	ALT（IU/L）	31	Na（mmol/L）	137
Baso（％）	0.3	LDH（IU/L）	496 H	K（mmol/L）	2.7 L
Hb（g/dL）	9.8 L	ALP（IU/L）	211	Cl（mmol/L）	90 L
Ht（％）	29.0 L	γ-GT（IU/L）	291 H	T-Bil（mg/dL）	2.22 H
Plt（×10⁴/μL）	9.7 L	Amy（IU/L）	93	CRP（mg/dL）	5.09 H

H：高値，L：低値

表3：尿検査所見

定性		沈渣	
潜血	（−）	赤血球（/HPF）	<1
蛋白	（1+）	白血球（/HPF）	1～4
糖定性	（−）	扁平上皮（/HPF）	1～4
ケトン体	（−）		
白血球数定性	（1+）		
亜硝酸塩	（−）		

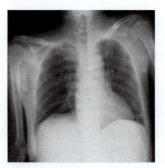

図1：胸部単純X線写真
特記すべき異常なし．

不明熱エキスパートの頭の中②

　化膿性関節炎を疑っているときは関節穿刺を躊躇してはいけない．今回も関節穿刺を行って，すぐにグラム染色を行うべきである．同時に痛風・偽痛風を疑ううえで，グラム染色時に結晶の貪食像も確認する．ただし，今回は抗菌薬の先行投与があり，細菌貪食像が確認できる確率は下がっているので，細菌貪食像が確認できなかったからと言って，化膿性関節炎の絶対否定は難しい．

　肝硬変がある点では，特発性細菌性腹膜炎は考えておかなくてはいけないが，腹水の増量などのエピソードがないため，確率は下がると考えられる．

③ 発熱患者の状況をProblem Listにまとめよう

Problem List

- ☐ 1　発熱
- ☐ 2　右肘関節炎
- ☐ 3　アルコール性肝硬変
- ☐ 4　アルコール多飲
- ☐ 5　齲歯
- ☐ 6　炎症反応高値
- ☐ 7　尿酸値高値

④ 鑑別診断は？

化膿性関節炎，敗血症・菌血症，結晶性関節炎（痛風・偽痛風），特発性細菌性腹膜炎が鑑別に挙がる．

不明熱エキスパートの頭の中③

肝硬変で血小板が低いことは気になるが，この場合は関節穿刺である．後は念のためにアルコール性肝硬変における特発性細菌性腹膜炎のチェックである．

⑤ 確定診断・除外診断を進めよう（追加検査）

①血液培養，尿培養（表4），②腹部骨盤部造影CT（図2），③関節穿刺（表5）を行った．

表4：尿培養・血液培養

尿培養	（−）
血液培養（2セット）	（−）

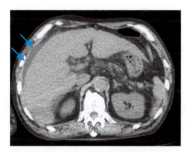

図2：腹部骨盤部造影CT

腹水はあるが，多量ではない（→）．尿路系に異常なし．前立腺に異常なし．

表5：関節穿刺

関節液検査		関節液グラム染色	
性状	粘液性，黄色	好中球	（4+）
比重	1.023	グラム陽性球菌	（−）
リバルタ反応	（+）	グラム陽性桿菌	（−）
尿酸Na結晶	（+）	グラム陰性球菌	（−）
ピロリン酸Ca結晶	（−）	グラム陰性桿菌	（−）
コレステロール	（−）	培養同定	未検出

不明熱エキスパートの頭の中④

関節穿刺による尿酸 Na 結晶が認められたことから、診断はほぼ決まった．

 最終診断：痛風

⑥ 不明熱エキスパートの診断・治療戦略

Pitfall はどこにあるか？

- 痛風は痛いだけではなく，CRP 上昇（著明上昇もある），発熱の原因となる．

"不明熱"で終わらせない一手は何か？

- 痛いところは原因部位であることが多い．
- 化膿性関節炎を考えるときは整形外科の医師に頼んででも関節穿刺．
- 単関節炎，多関節炎で熱が出る疾患を知っておく．

📝MEMO エキスパートが使っている EBM 豆知識

- 関節穿刺をした際に化膿性関節炎を考える細胞数に関しては，陽性尤度比がわかっている．

いわゆる痛風として，第1中足趾節 metatar-sophalangeal（MTP）関節に病変を認めるときは，痛風である尤度比 likelihood ratio（LR）は 40 程度と，極めて診断価値は高くなる．痛風発作の 80％が単関節炎で発症するのに対し，偽痛風では 25％程度とされている[2]．

表6：関節液の細胞数における化膿性関節炎の尤度比

細胞数 （/μL）	陽性尤度比
細胞数 < 25,000	0.32
25,000 ≦ 細胞数 < 50,000	2.9
50,000 ≦ 細胞数 < 100,000	7.7
100,000 < 細胞数	28

（文献1）より引用）

- 痛風を疑わせる情報
- 中高年の男性（男性：女性 = 9：1）．

表7：化膿性関節炎と結晶性関節炎の鑑別

	原因	病歴と関節所見	関節液所見
化膿性関節炎	・黄色ブドウ球菌，淋菌，連鎖球菌，グラム陰性桿菌など	・激しい痛み，腫脹，発赤，発熱（認めないことも多い） ・荷重不可能	・WBC 15,000 〜 100,000/mm^3（好中球＞85％） ・培養陽性（75〜90％）
結晶性関節炎	・尿酸塩（痛風） ・CPPD（偽痛風） ・ハイドロキシアパタイト	同上	・WBC 1,000 〜 75,000/mm^3（好中球＞50％） ・結晶陽性（尿酸塩とピロリン酸カルシウム結晶は偏光顕微鏡で見える） ・培養陰性

（文献2）より引用）

- 過去に同様の関節症状を繰り返している．
- 高尿酸血症，慢性腎臓病chronic kidney disease(CKD)，高血圧，乾癬，糖尿病．
- 利尿薬，アスピリン，シクロスポリンの服用．
- アルコール多飲（特にビールと蒸留酒）．
- 外傷（捻挫など）．
- **偽痛風を疑わせる情報**
- 高齢女性（男性：女性＝1：2〜3）．
- 脱水．
- 内科・外科的疾患（肺炎，手術後など）[2]．

⑦ 症例のその後の経過

　培養結果が出るまでの間は抗菌薬を投与し，痛みに対しては非ステロイド性抗炎症薬 nonsteroidal antiinflammatory drugs（NSAIDs）を投与したところ，順調に解熱し痛みも改善した．結果として培養は陰性であったので，抗菌薬は途中で終了とした．

『この1冊で極める 不明熱の診断学』のここを読もう！

- P.79　化膿性関節炎に関して詳しい解説が載っています！
- P.82　不明熱における痛風・偽痛風に関して詳しい解説が載っています！
- P.190　急性関節炎，慢性関節炎，単関節炎，多関節炎の分類が載っています！

文献
1) 髙増英輔，他：案じたら刺すが易し．総合診療 25(10)：912-5．2015
2) 星　哲哉：結晶性関節炎．medicina 51(12)：2086-92．2014

（横江正道）

第Ⅱ章 各論：症例検討編

ケース8 抗菌薬に反応しない発熱は…（その1）

症　例　38歳　女性

主　訴　発熱

現病歴　2週間前から悪寒，発熱，咽頭痛あり，近医（耳鼻科）を受診し，扁桃腺炎の診断にてステロイドや抗菌薬の点滴を3日間通院で受けた．その後，抗菌薬を処方されて4日間内服したところ，解熱し咽頭痛なども改善した．ところが2日前になり，悪寒戦慄，発熱が再び出現し，近医（内科）に受診．血液検査を受けたところWBC 36,500/μL，CRP14.9 mg/dLと高値であったため，総合内科に紹介受診した．

既往歴・手術歴・輸血歴　なし，高血圧・脂質異常症・糖尿病なし

内服薬　ロキソプロフェン（ロキソニン®）頓服（新規使用薬剤なし）

アレルギー　なし

職　業　主婦

家族歴　なし（夫，娘2人と同居：発熱している家族なし）

喫　煙　なし　**飲　酒**　なし

その他　最近の海外旅行歴：なし　温泉旅行歴：なし　結核曝露歴：思い当たることなし

ペット飼育：なし　園芸作業：なし

不特定多数との性交渉：なし　同性との性交渉：なし

身体所見

体温：38.5℃，血圧：88/61 mmHg，脈拍数：106回/分（整），呼吸数：16回/分，SpO_2：98％（室内気）

頭頸部：眼瞼結膜；貧血なし　眼球結膜；黄染なし

甲状腺；腫大なし　咽頭；発赤なし　扁桃；腫大なし，白苔なし　口腔内；潰瘍なし

頸部リンパ節：腫脹なし　腋窩リンパ節：腫脹なし
胸部：呼吸音；清　心音；整，雑音なし
腹部：平坦かつ軟，圧痛なし
背部：CVA*叩打痛；－/－
四肢：両側下腿浮腫なし
関節：腫脹・発赤・熱感なし
皮膚：皮疹なし

＊CVA：肋骨脊柱角 costovertebral angle

不明熱エキスパートの頭の中①

　病歴・身体所見から考えると，この症例では，扁桃腺炎と診断されて抗菌薬を内服し，一時的に改善したが，その後も発熱が続いている．<u>もともとは悪寒もあったので，菌血症などを起こしていた可能性もある</u>．ロキソニンの内服という点から<u>薬剤熱は考えに入れよう</u>．紹介理由であるWBC，CRP の高値は考慮に入れるが，WBC が 30,000/μL を超えているからとか，CRP が 15 mg/dL 近くあるから，ということで単純に，鑑別・除外をすることはしない．

 ## さて，診断は？
エキスパートの思考を追いながら考えてみよう．

① Review of Systems（ROS）を行う

　紹介状の内容や病歴聴取で聴いたことに加え，診断に際して不足している事項を ROS で聞いてみた結果が以下である．
（－）　頭痛，咳・痰，鼻汁，腹痛，悪心・嘔吐，関節痛，排尿時痛，残尿感，頻尿，めまい
（＋）　下痢（1 回のみ）

② 検査結果

表1：血液検査所見

血算		生化学			
WBC（/μL）	36,200 H	TP（g/dL）	7.17	Cr（mg/dL）	0.67
Lymph（%）	3.5	Alb（g/dL）	3.68	UA（mg/dL）	3.31
Mono（%）	2.3	CK（IU/L）	29 L	BUN（mg/dL）	13.5
Neut（%）	94.1 H	AST（IU/L）	17	Glu（mg/dL）	114
Eosino（%）	0.0	ALT（IU/L）	10	Na（mmol/L）	138
Baso（%）	0.1	LDH（IU/L）	183	K（mmol/L）	3.6
Hb（g/dL）	10.5 L	ALP（IU/L）	217	Cl（mmol/L）	104
Ht（%）	32.5 L	γ-GT（IU/L）	12	T-Bil（mg/dL）	1.47 H
Plt（×10⁴/μL）	29.0	Amy（IU/L）	38	CRP（mg/dL）	21.99

H：高値，L：低値

表2：尿検査所見

定性		沈渣	
潜血	(3+)	赤血球（/HPF）	100＜
蛋白	(2+)	白血球（/HPF）	50～99
糖定性	(−)	扁平上皮（/HPF）	10～19
ケトン体	(−)		
白血球数定性	(−)		
亜硝酸塩	(−)		

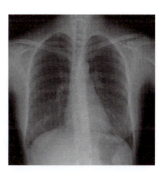

図1：胸部単純X線写真
特記すべき異常なし．

不明熱エキスパートの頭の中②

　紹介の段階では下痢の情報はなかった．軽度の貧血と炎症反応高値を認めるが，肝機能や胆道系酵素，腎機能には異常を認めていない（表1）．胸部単純X線写真からは明らかな肺炎像などは認められない（図1）．尿所見からは血尿と白血球尿を認めており（表2），尿路感染症は疑わしい．

　尿路感染症をここでどこまで強く考えるかどうかはポイントとなる．多くの場合の起因菌である大腸菌であればextended spectrum β lactamase（ESBL）でもない限り，処方されている抗菌薬はまずスペクトラムは外していないと思われる．ブレイクスルーしているとして，ESBLが出てく

るかどうかは調べなくてはならない．この患者では尿路感染に関する自覚症状が乏しく，熱が出ると言われる腎盂腎炎ではなく，熱が出ない膀胱炎を考えるのが妥当かもしれない．

③ 発熱患者の状況を Problem List にまとめよう

Problem List

- ☐ 1 悪寒戦慄を伴う発熱
- ☐ 2 白血球・CRP高値
- ☐ 3 扁桃腺炎治療後
- ☐ 4 抗菌薬投与後
- ☐ 5 下痢
- ☐ 6 貧血（小球性貧血）

④ 鑑別診断は？

尿路感染症，急性腎盂腎炎，敗血症・菌血症，扁桃腺炎再燃，亜急性甲状腺炎，急性ウイルス性腸炎，*Clostridium difficile* 感染症（CDI＝偽膜性腸炎）が鑑別に挙がる．

不明熱エキスパートの頭の中③

咽頭痛の鑑別として隠れていそうな亜急性甲状腺炎，抗菌薬内服後の下痢と発熱ということで，CDI（偽膜性腸炎）は押さえておくべき疾患である．ウイルス感染症は除外診断の末，決め手となるので，最初からそうだという決めつけは慎む．

⑤ 確定診断・除外診断を進めよう（追加検査）

①尿培養，血液培養，②腹部骨盤部造影CT，③CDトキシン，④甲状腺機能検査を行った（表3，4，図2）．

表3：尿培養・血液培養

尿培養	MRCNS
血液培養	（−）

表4：甲状腺機能検査，CDトキシン

TSH（μIU/mL）	0.59
fT4（ng/dL）	1.20
CDトキシン	（＋）

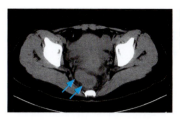

図2：腹部骨盤部造影CT

尿路系に異常なし．直腸〜S状結腸に腸管浮腫像（→）を認める．

不明熱エキスパートの頭の中④

　甲状腺機能に異常なく，腎盂腎炎による発熱も考えにくい状況である．ESBLは出てこなかった．CDトキシン陽性で腸管浮腫像があったので，診断はほぼ決まった．尿培養検査でESBLは検出しなかった．

最終診断：*Clostridium difficile*感染症（CDI）

⑥ 不明熱エキスパートの診断・治療戦略

Pitfallはどこにあるか？

- 入院中の患者で，抗菌薬を長く投与されていることによるCDIは考えやすいが，外来患者でCDIを想像するのは簡単ではないかもしれない．
- しかし，すでに抗菌薬投与歴のない健常人でもヒト-ヒト感染によるCDIも起こっている[1]．

"不明熱"で終わらせない一手は何か？

- 院外からの紹介患者でも抗菌薬投与歴を明確にしてCDIを考えるべきである．
- CDトキシン検査の感度・特異度を意識しよう．
（必ず少し多めの便を検体として提出するのが検査の特性を高めるコツ）
- 白血球数が20,000/μLを超えるようなCDIでは偽膜を形成して，偽膜性腸炎になっている可能性がある[2]．

MEMO エキスパートが使っている EBM 豆知識

- CDI を SpPin & SnNout するための知識
- 対象疾患：CDI．
- ゴールドスタンダード：培養，生検．
- CD トキシンの感度，特異度：48 ～ 96％，94 ～ 100％．
- 解釈：感度よりも特異度が高い検査のため，1 回でも陽性ならば，診断はほぼ確定する．感度はやや低いので，1 回の陰性で否定はできないため，3 回くらい検体を提出することで感度を上げる必要がある[3]．

表 5：CD トキシン

感度	48 ～ 96％
特異度	94 ～ 100％

⑦ 症例のその後の経過

CD トキシン陽性であるため，メトロニダゾールを投与したところ，順調に解熱し改善した．

『この 1 冊で極める 不明熱の診断学』のここを読もう！

- P.64　偽膜性腸炎の詳細が載っています！
- P.134　患者背景，服薬歴を聴くことの大切さが書かれています！
- P.270　「不明熱鑑別診断マトリックス」にも CDI は載っています！

文献

1) Kelly CP, et al：*Clostridium difficile*：more difficult than ever. N Engl J Med 359(18)：1932-40. 2008
2) Kachrimanidou M, et al：*Clostridium difficile* infection：a comprehensive review. Crit Rev Microbiol 37(3)：178-87. 2011
3) Stanley JD, et al. 4th, Ashcraft JH：*Clostridium difficile* infection. Curr Probl Surg 50(7)：302-37. 2013

（横江正道）

第Ⅱ章　各論：症例検討編

ケース 9 抗菌薬に反応しない発熱は…（その 2）

> **症　例**　42 歳　女性
> **主　訴**　発熱
> **現病歴**　2 週間半前に全身倦怠感が出現し，2 週間前に発熱を自覚した．近医受診したところ，咽頭発赤を指摘されたため，セフテラムピボキシル（トミロン®），ロキソプロフェン（ロキソニン®），L-カルボシステイン（ムコダイン®）が処方された．10 日前に血液検査を受けたところ，CRP が 3.6 mg/dL だと言われ，セファゾリン（セファメジン®）の点滴を受けた．10 日前以降，夕方から夜にかけて 39℃を超える発熱が持続するようになった．抗菌薬がクラリスロマイシン（クラリス®）に変更になった．改善しないため 8 日前に他医を受診した．採血したところ，CRP 10.6 mg/dL，Plt $10.6 \times 10^4/\mu L$ になっていた．抗菌薬が中止されてアセトアミノフェン（カロナール®）のみに変更になった．病態がはっきりせず，不明熱として 10 月 10 日総合内科に紹介受診した．
> **既往歴・手術歴・輸血歴**　27 歳，30 歳で帝王切開 2 回　35 歳で子宮筋腫・卵巣嚢腫（術後）．輸血歴なし
> 高血圧・脂質異常症・糖尿病なし
> **内服薬**　10 月 2 日アセトアミノフェンのみ（それ以後の新規使用薬剤なし）
> **アレルギー**　なし
> **職　業**　主婦
> **家族歴**　なし
> **喫　煙**　なし　**飲　酒**　なし
> **その他**　最近の海外旅行歴：なし　温泉旅行歴：なし　結核曝露歴：思い当たることなし

ペット飼育：なし　園芸作業：なし
不特定多数との性交渉：なし　同性との性交渉：なし

身体所見

体温：36.9℃，血圧：108/78 mmHg，脈拍数：84 回 / 分（整），呼吸数：12 回 / 分，SpO_2：98%（室内気）．
頭頸部：眼瞼結膜；貧血なし　眼球結膜；黄染なし，結膜点状出血なし　甲状腺；腫大なし　咽頭；軽度発赤あり　扁桃：腫大なし，白苔なし　口腔内；潰瘍なし
頸部リンパ節：腫脹なし　腋窩リンパ節：腫脹なし
胸部：呼吸音；清　心音；整，雑音なし
腹部：平坦かつ軟，圧痛なし
背部：CVA*叩打痛；－/－，手術痕あり
四肢：両側下腿浮腫なし
関節：腫脹・発赤・熱感なし（手，指，肘，肩，膝，足関節）
皮膚：皮疹なし　アトピー性皮膚炎なし　Osler 結節なし　Janeway 病変なし　爪下出血なし　足白癬なし
髄膜刺激徴候：項部硬直；なし　jolt accentuation；なし

＊CVA：肋骨脊柱角 costovertebral angle

不明熱エキスパートの頭の中①

　病歴・身体所見から考えると，何もない．すこし咽頭が赤いだけでめぼしいものは本当に何もない．でも，何もないことは重要な情報である．幸い，バイタルサインは悪くなく，敗血症の様相は感じない．なので，抗菌薬は少なくともなしでいけそうだ．でも，やはり，こういうときは ROS をしておこうと思う．

さて，診断は？
エキスパートの思考を追いながら考えてみよう．

① Review of Systems（ROS）を行う

紹介状の内容や病歴聴取で聴いたことに加え，診断に際して不足している事項をROSで聴いてみた結果が以下である．

（－）咳，痰，鼻汁，胸痛，腹痛，悪心・嘔吐，下痢，関節痛，排尿時痛，海外旅行歴，温泉旅行歴，ペット・動物接触，抜歯歴，介護歴，幼児との接触

（＋）夕方～夜の発熱，咽頭発赤（軽度）

② 検査結果

表1：血液検査所見

血算			生化学			
WBC（/μL）	4,000	TP（g/dL）	7.31	Cr（mg/dL）	0.58
Lymph（%）	8	Alb（g/dL）	3.76	UA（mg/dL）	3.77
Mono（%）	3	CK（IU/L）	37	BUN（mg/dL）	10.4
Neut（%）	88	AST（IU/L）	36	Glu（mg/dL）	116
Eosino（%）	1	ALT（IU/L）	49	Na（mmol/L）	136
Baso（%）	0	LDH（IU/L）	324	K（mmol/L）	3.9
Hb（g/dL）	12.2	ALP（IU/L）	226	Cl（mmol/L）	105
Ht（%）	36.8	γ-GT（IU/L）	52	T-Bil（mg/dL）	0.71
Plt（×10⁴/μL）	11.9			CRP（mg/dL）	4.60

表2：尿検査所見

定性			沈渣	
潜血	（－）	赤血球（/HPF）	1～4
蛋白	（1＋）	白血球（/HPF）	1～4
糖定性	（－）	扁平上皮（/HPF）	＜1
ケトン体	（－）		
白血球数定性	（－）		
亜硝酸塩	（－）		

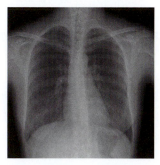

図1：胸部単純X線写真
特記すべき異常なし．

不明熱エキスパートの頭の中②

　病歴，身体所見からは強く疑うものがない．検査所見はWBCが少し低く，血小板が少なめ，CRPは高いが何か特異的な原因とは結びつかない．このような症例では薬剤熱は常に鑑別に挙がるが，抗菌薬は中止後少し時間がたっている．他の新規薬剤はアセトアミノフェン（カロナール®）のみであるので，少し可能性は低いと思われる．

③ 発熱患者の状況をProblem Listにまとめよう

Problem List
- □ 1　2週間以上続く発熱
- □ 2　軽度咽頭発赤
- □ 3　白血球低下
- □ 4　血小板低下
- □ 5　CRP高値
- □ 6　一時期，抗菌薬が投与されていた（直近では使用なし）
- □ 7　ROSでひっかかるものがない

④ 鑑別診断は？

　咽頭痛で見逃したくないのは亜急性甲状腺炎．溶連菌感染は可能性がある．最初はウイルス性咽頭炎であったが，抗菌薬投与により*Clostridium difficile*感染症（偽膜性腸炎）に置き換わっている状況（ただし，下痢はない），幼児との接触はないが血小板低下もあることからヒトパルボウイルスB19感染症（伝染性紅斑），よくある病気として急性上気道炎（ウイルス感染症），が鑑別に挙がる．

不明熱エキスパートの頭の中③

　血流感染の可能性は否定できないので血液培養を行う．亜急性甲状腺炎は甲状腺機能チェック，CDIはCDトキシンチェック，ヒトパルボウイルスB19は皮疹がない点で，患者に自費検査まではお願いしにくい．本当によくあるのは，やはり，何らかのウイルス感染症でself-limitedになるのではないか？という点では，外来で毎週，通院で診察をして熱型や病状チェックをこまめに行う．

⑤ 確定診断・除外診断を進めよう（追加検査）

　①血液培養（表3），②甲状腺機能検査（表4），③溶連菌検査（表4），④CDトキシン（表4）を行った．⑤それに加えて，熱型を表につけてもらう（図2）．

表3：血液培養

培養	
血液培養（2セット）	（－）

表4：甲状腺機能検査，溶連菌検査，CDトキシン

追加検査			
TSH（μU/mL）	2.21	CDトキシン	（－）
fT4（ng/dL）	1.44		
ASO	<20		
ASK	<40		

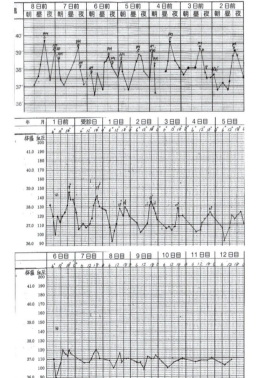

図2：熱型表

不明熱エキスパートの頭の中④

熱型をみると，どんどん解熱しているのがわかる．特別な治療は何もしていないのに，解熱した経緯から自然に寛解・治癒する病態が考えられる．

最終診断：self-limited disease
（予想として何らかのウイルス感染症）

⑥ 不明熱エキスパートの診断・治療戦略

Pitfall はどこにあるか？

- 最初の段階で抗菌薬を投与せず発熱の原因検索をしていたら，もう少しわかりやすい展開になったかもしれない．
- 積極的な抗菌薬治療の適応がないのに投与したため，鑑別の対象が増えて複雑になってしまったケースである．

"不明熱"で終わらせない一手は何か？

- 抗菌薬を使わずにアセトアミノフェンのみで管理してわかりやすくする．
- 安易に抗菌薬や非ステロイド性抗炎症薬 nonsteroidal antiinflammatory drugs（NSAIDs）を使わないことで薬剤熱の鑑別がスムーズに進む．
- ROS を確実にやって，何も出てこないことも重要な情報として取り上げる．
- 熱型表をつけてきてもらう．

📝MEMO SpPin & SnNout するための知識は特にない

初期評価で原因が不明の発熱の多くは，治療しなくても自然経過で軽快，治癒する良性疾患（self-limited disease）なので，全身状態に問題がなければ経過観察する "watch & wait" の方針をとるのが効率的である[1]．

『この1冊で極める 不明熱の診断学』でも3週間ルールを取り上げたように，Petersdorf の「古典的不明熱の3週間以上の発熱には，このような3週間くらいかかるけれど自然に治ってしまうような病気があるため，それらは古典的不明熱には当たらない」という考え方の根拠になっているようにも思われる．

表5：抗菌薬治療無効時に検討する9項目

1. 薬剤熱，悪性腫瘍，自己免疫疾患などの非感染性疾患
2. 抗菌薬無効の感染症＝大部分のウイルス感染症
3. 抗菌薬選択の誤り，投与量・投与経路の誤り
4. 排膿ドレナージ・異物除去ができていない
5. 感染巣へ薬物が到達しない
6. 2種類以上の起因菌による感染
7. 免疫不全や糖尿病など宿主防御能の低下
8. 長期抗菌薬療法中の重複感染，真菌感染症合併
9. 起因菌の耐性化

（文献2）より引用）

ただし，抗菌薬が無効だから何でもが self-limited disease だとは言い切れないわけで，表5[2]のように抗菌薬治療が無効だったときに検討すべきことは知っていなくてはいけない．

薬剤熱はまれに突然の高熱で発症し，熱の割に比較的元気，比較的徐脈，比較的CRP低値であることから，「薬剤熱の比較三原則」とも言われるが，エビデンスは非常に限られており，経験的にはこれらが合致しない症例もまれではない[3]．

⑦ 症例のその後の経過

アセトアミノフェン（カロナール®）のみ処方して発熱時に内服してもらっていたところ，自然に解熱し改善した．

『この1冊で極める 不明熱の診断学』のここを読もう！

- P.8 「抗菌薬を「待つ」べきとき」が書かれています！
- P.46 3週間ルールについて書かれています！
- P.262 self-limited disease が載っています！

文献

1) 野口善令：外来で1週間以上，発熱が続く患者の診かたにコツがあるってホント？ medicina 52（6）：845-8. 2015
2) 大野博司：失敗ケースから学ぶ！ 最初の抗菌薬治療に失敗したら（後編）．週刊医学界新聞第2817号，2009年2月9日
3) 上田剛士：薬剤熱．総合診療 26（12）：1049-53. 2016

（横江正道）

ケース10 肝硬変患者の発熱…

症例	66歳 男性
主訴	発熱，腹部膨満感
現病歴	数日前から，便の色が黒っぽくなってきていたと自覚していたが，腹痛などはなく食事も食べられた．少し熱っぽい感じがしていたが，体温計がなかったため，体温測定はしなかった．微熱が続くような感じがした．本日の夕方から，上腹部痛が出現し腹部膨満感も強くなってきたため，救急外来を受診した．
既往歴・手術歴・輸血歴	高血圧あり，糖尿病・脂質異常症なし

アルコール性肝硬変
胃静脈瘤破裂：4年前にヒストアクリル注入
食道静脈瘤破裂：2年前にEIS施行
左尿路結石大腸ポリープ：2年前にポリペクトミー施行
虫垂炎手術：20年以上前に手術

内服薬	スピロノラクトン（スピロノラクトン®），アムロジピン（アムロジピン®），エソメプラゾール（ネキシウム®），ビオスリー®，シタグリプチン（グラクティブ®），ヘパアクト®，ブロチゾラム（ブロチゾラム®）（新規使用薬剤なし）
アレルギー	なし
職業	無職
家族歴	なし
喫煙	20本/日×40年，現在は禁煙
飲酒	過去に大量飲酒歴あり．最近は飲んでいない
その他	最近の海外旅行歴：なし　温泉旅行歴：なし　結核曝露歴：思い当たることなし

ペット飼育：なし　園芸作業：なし

不特定多数との性交渉：なし　同性との性交渉：なし

身体所見
体温：36.5℃，血圧：115/62 mmHg，脈拍数：75回/分（整），呼吸数：26回/分，SpO_2：100%（室内気），意識レベル：E4V5M6
頭頸部：眼瞼結膜；貧血あり　眼球結膜；黄染なし　咽頭；発赤なし　扁桃；腫大なし，白苔なし　頸部リンパ節；腫脹なし
胸部：呼吸音；清　心音；整，雑音なし
腹部：膨満著明，緊満，軽度圧痛あり，反跳痛なし
背部：CVA*叩打痛；－/－
四肢：両側下腿浮腫あり
関節：腫脹・発赤・熱感なし
皮膚：皮疹なし
直腸診：特に触れるものはなし，茶色便が付着

＊CVA：肋骨脊柱角 costovertebral angle

不明熱エキスパートの頭の中①

　アルコール性肝硬変の既往がある患者であり，かつ，過去に食道静脈瘤や胃静脈瘤の破裂歴もあるため，黒色便を疑うエピソードは再破裂や消化管出血を最初に疑う．しかし，意識障害は伴っておらず，肝性脳症の状況にはなっていないようだ．腹部膨満感と微熱からは特発性細菌性腹膜炎を疑うエピソードであり，腹水検査の適応である．

 ## さて，診断は？
エキスパートの思考を追いながら考えてみよう．

① Review of Systems（ROS）を行う

　紹介状の内容や病歴聴取で聴いたことに加え，診断に際して不足している事項をROSで聴いてみた結果が以下である．
（－）　嘔吐，吐血，鮮血便，下痢，咳，痰，頭痛
（＋）　微熱

② 検査結果

表1:血液検査所見

血算		生化学			
WBC (/μL)	12,000 H	TP (g/dL)	6.50	Cr (mg/dL)	2.12 H
Lymph (%)	6.4 L	Alb (g/dL)	2.93 L	BUN (mg/dL)	40.2 H
Mono (%)	8.5 L	CK (IU/L)	36	Glu (mg/dL)	188 H
Neut (%)	83.7 H	AST (IU/L)	47	Na (mmol/L)	132 L
Eosino (%)	1.2	ALT (IU/L)	26	K (mmol/L)	4.8
Baso (%)	0.2	LDH (IU/L)	316	Cl (mmol/L)	101
Hb (g/dL)	6.1 L	ALP (IU/L)	368	T-Bil (mg/dL)	1.24
Ht (%)	20.2 L	γ-GT (IU/L)	85	CRP (mg/dL)	1.30 H
Plt (×10⁴/μL)	27.3	Amy (IU/L)	80		

H:高値,L:低値

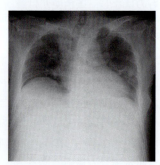

図1:胸部単純X線写真
特記すべき異常なし.

不明熱エキスパートの頭の中②

　肝硬変患者に発熱,上腹部痛,腹部膨満が出現し,それ以外のフォーカスを示唆する手がかりはない.やはり,特発性細菌性腹膜炎 spontaneous bacterial peritoritis (SBP) が強く疑われる.確定診断は腹水穿刺の所見と培養検査により感染が証明できるかどうかにかかわっているので,穿刺を行いたい.幸い,<u>血小板の極端な低下もないため,腹水穿刺も出血などをそれほど心配せずにできそうだ</u>.ただし,低アルブミン血症,胆道系酵素軽度上昇や,腎機能低下があり非代償性肝硬変でもかなり末期の状況になっていると容易に想像がつく.

③ 発熱患者の状況を Problem List にまとめよう

Problem List
- ☐ 1 微熱
- ☐ 2 急速に進行した腹部膨満感（腹水貯留の疑い）
- ☐ 3 アルコール性肝硬変
- ☐ 4 白血球・CRP 高値
- ☐ 5 腎機能障害
- ☐ 6 黒色便疑い
- ☐ 7 貧血

④ 鑑別診断は？

消化器症状を来すウイルス感染症，特発性細菌性腹膜炎は少なくとも must be ruled out である．

不明熱エキスパートの頭の中③

特発性細菌性腹膜炎が強く疑われる．確定診断とともに治療を確実に進めるうえで，起因菌を特定したい．腹水の培養検体は，通常の滅菌スピッツで検体を提出するよりも血液培養のボトルに入れて検体を提出したほうが培養の陽性率が 42％から 91％に上がったという報告がある[1]．腹水穿刺で得られた検体は一般検査のために滅菌スピッツに 1 本入れて，培養検査のためには血液培養のボトルに入れて提出した．

⑤ 確定診断・除外診断を進めよう（追加検査）

① 腹部骨盤部造影 CT（図 2），② 腹水検査・腹水培養を行った（表 2, 3）．

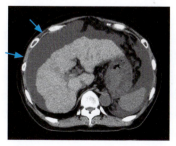

図 2：腹部骨盤部造影 CT
肝表面は凹凸不整で萎縮しており肝硬変の所見．腹水（→）が大量に貯留している．

表2：腹水一般検査

WBC（/μL）	610
Seg（%）	93 (PMN=567.3)
Lymph（%）	5
RBC	0
ADA（U/L）	3.6
Amy（IU）	34

表3：腹水培養（後日，培養結果確定）

腹水ボトル培養	Enterococcus faecium
血液培養	（−）

不明熱エキスパートの頭の中④

既往歴，全身状態，腹水穿刺検査により，診断は特発性細菌性腹膜炎でほぼ決まった．培養検査により菌が同定され，確定診断となった．

 最終診断：特発性細菌性腹膜炎

⑥ 不明熱エキスパートの診断・治療戦略

腹水を伴う非代償性肝硬変症に合併する腹膜炎で，消化管穿孔など腹膜炎を起こす原因が証明されない細菌性腹膜炎である．免疫防御機構が低下した肝硬変患者の腹水中に細菌が侵入し，排除されずに増殖すると特発性細菌性腹膜炎に進展する．

特発性細菌性腹膜炎の診断は，①消化管穿孔など二次的な腹膜炎の原因がないこと，②腹水中の多核白血球の増加，③腹水培養陽性の3つを満たすことによる．

②または③のいずれか片方のみを満たす場合は，培養陰性好中球性腹水 culture-negative neutrocytic ascites（CNNA），単細菌性非好中球性腹水 monomicrobial non-neutrocytic bacterascites とされるが，これらも感染性腹水として特発性細菌性腹膜炎に準じて治療すべきである．

特発性細菌性腹膜炎では，発熱，腹痛，肝性脳症（意識状態の変化），腹部圧痛，下痢，イレウス，ショック，低体温などの症状がみられる．しかし，微熱，倦怠感，何となくいつもと違う様子，腹部膨満感のみなど軽微な症状や，消化管出血，腎機能障害の悪化，腹水の増加などの非特異的

表4：感染性腹水の分類

	腹水多形核球数 (/mm^3)	腹水培養
特発性細菌性腹膜炎（SBP）	≧ 250	（＋） （通常，単細菌性）
培養陰性好中球性腹水（CNNA）	≧ 250	（－）
単細菌性非好中球性腹水 （monomicrobial non-neutrocytic bacterascites）	< 250	（＋）
多細菌性腹水 （polymicrobial bacterascites）	< 250	（＋）
二次性細菌性腹膜炎 （secondary bacterial peritonitis）	≧ 250	（＋） （多細菌性）

（文献2）より引用）

表5：腹水のある患者での腹水穿刺の適応

- 新たに出現した腹水
- 再入院した段階
- 症状・所見（入院または外来患者）
  - 発熱
  - 腹痛
  - 腹部圧痛
  - 意識障害
  - イレウス
  - 血圧低下
- 感染を疑わせる検査値異常
  - 末梢血好中球数
  - アシドーシス
  - 腎機能障害の悪化
- 消化管出血（感染を起こすハイリスク）

（文献3）より引用改変）

症状を呈したり，まったく症状がない場合もまれではない．

> **Pitfall はどこにあるか？**

- 腹膜炎の病名であるので，発熱と腹痛で発症すると思い込みがちだが，発熱と腹部症状がはっきりしないケースも多い．つまり，腹水検査をしないと診断がつかない．
- 腹水のある肝硬変患者に，微熱や軽い意識状態の変化，さらに何となくいつもと様子が違うなどの症状がある場合には，特発性細菌性腹膜炎を疑って，腹水穿刺を行ってみる必要がある（**表4, 5**）．

"不明熱"で終わらせない一手は何か？

- 肝硬変患者で発熱の患者をみたら，特発性細菌性腹膜炎は必ず考えて対応する．
- 抗菌薬の投与がなされる前に，腹水の培養検体を採取する．
- 採取された腹水（10 mL）を血液培養のボトルに入れて検査を行う．

MEMO エキスパートが使っている EBM 豆知識

- 特発性細菌性腹膜炎を SpPin & SnNout するための知識

　腹水中の白血球数ならびに好中球数によって，特発性細菌性腹膜炎を診断するための陽性尤度比と陰性尤度比がまとめられている（表6）．腹水中白血球数＞1,000，腹水中好中球数＞500では陽性尤度比が10程度になり，この所見だけで特発性細菌性腹膜炎の確定診断が可能である．

表6：腹水中の白血球数と好中球数による特発性細菌性腹膜炎の診断精度

	陽性尤度比	陰性尤度比
腹水中白血球数＞1,000	9.1	0.25
腹水中白血球数＞500	5.9	0.21
腹水中好中球数＞500	10.6	0.16
腹水中好中球数＞250	6.4	0.20

（文献4）より引用改変）

⑦ 症例のその後の経過

　入院後，タゾバクタム・ピペラシリン（ゾシン®）で治療開始したところ，順調に解熱した．しかし，肝硬変末期の状態で腎機能がその後悪化し死亡した．

『この1冊で極める 不明熱の診断学』のここを読もう！

- P.77　特発性細菌性腹膜炎が載っています！
- P.79　1行必殺技に腹水穿刺の血培ボトル培養の良さが書かれています！
- P.148　大量飲酒家に対する問診の重要性が書かれています！

文献

1) Runyon BA, et al：Inoculation of blood culture bottles with ascitic fluid. Improved detection of spontaneous bacterial peritonitis. Arch Intern Med 147(1)：73-5. 1987
2) 山﨑正晴，福井　博：腹水，特発性細菌性腹膜炎. medicina 49(7)：1166-9. 2012
3) Runyon BA, AASLD：Introduction to the revised American Association for the Study of Liver Diseases Practice Guideline management of adult patients with ascities due to cirrhosis 2012. UptoDate〔2018.3.9 確認〕
4) Wong CL, et al：Does this patient have bacterial peritonitis or portal hypertension? How do I perform a paracentesis and analyze the results? JAMA 299(10)：1166-78. 2008 doi: 10.1001/jama.299.10.1166.

（横江正道）

第Ⅱ章　各論：症例検討編

ケース11　伝染性単核球症にしては経過が長い…

症　例	15歳　男性

主　訴	発熱，咽頭痛

現病歴　4ヵ月前に39℃の発熱と咽頭痛が出現．1日で解熱するも，月に2回ほど1日で良くなる発熱を繰り返していた．1ヵ月ほど前からは数日に1日は発熱するようになり，咽頭痛も持続していた．その後発熱が持続するようになり，7日前に近医にて血球減少と，肝障害を指摘された．6日前に当院を受診し全身状態良好なことから血液培養採取のうえ経過観察としたが，その後も解熱がなく，入院精査となった．血液培養は陰性であった．

既往歴・手術歴・輸血歴　なし
内服薬　なし
アレルギー　なし
職　業　会社員
家族歴　祖父は悪性腫瘍（詳細不明）
喫　煙　なし　**飲　酒**　なし
その他　結核曝露歴なし，体重減少なし，寝汗あり

身体所見
意識清明，血圧：115/73 mmHg，脈拍数：111回/分，呼吸数：18回/分，SpO₂：98％（室内気），体温：38.3℃
頭頸部：眼瞼結膜；貧血なし　眼球結膜；黄染なし　甲状腺；腫大なし　扁桃；腫大なし
胸部：呼吸音；清　心音；整，雑音なし
腹部：平坦かつ軟で圧痛なし　肝腫大，脾腫あり
四肢：浮腫なし
皮膚：紫斑や皮疹なし

> 表在リンパ節：両側後頸部に 10 mm 弱の無痛性リンパ節を複数，弾性軟で可動性良好．両側腋窩にも 10 mm 弱の無痛性リンパ節を 1 個ずつ触知

不明熱エキスパートの頭の中①

　発熱を繰り返しつつ，徐々にその頻度が上がり，最終的には持続的な発熱を来している状態．1 cm 弱ではあるが頸部，腋窩のリンパ節腫大と寝汗があることから悪性リンパ腫は鑑別に挙がる．結核性リンパ節炎も鑑別であるが，この年齢で曝露歴がなければ可能性は低いだろう．ただ曝露歴について繰り返して確認する必要がある．たまたまウイルス感染症を繰り返したというのは 4 ヵ月という経過ではさすがに長すぎて可能性は低いだろう．繰り返す発熱ということで周期性があれば家族性地中海熱なども考慮すべきだが，周期性はなく可能性は低い．身体所見上は肝脾腫がありそうで全身のリンパ節を併せて，画像的評価は行いたい．

 さて，診断は？
エキスパートの思考を追いながら考えてみよう．

① Review of Systems（ROS）を行う

（−）頭痛，咳，痰，鼻汁，腹痛，悪心・嘔吐，下痢，関節痛，排尿時痛，残尿感，体重減少
（＋）寝汗

② 検査結果

表1：血液検査所見

血算		生化学			
WBC（/μL）	3,400 L	血清 TP（g/dL）	9.07 H	BUN（mg/dL）	10.2
Neut（%）	35.9	血清 Alb（g/dL）	3.82	Amy（IU/L）	106
Lymph（%）	58.0	CK（IU/L）	47	Glu（mg/dL）	92
Mono（%）	5.5	AST（IU/L）	145 H	Na（mmol/L）	133
Eos（%）	0.3	ALT（IU/L）	93 H	K（mmol/L）	4.8
Baso（%）	0.3	LDH（IU/L）	991 H	Cl（mmol/L）	100
RBC（×10^4/μL）	494	ALP（IU/L）	987 H	T-Bil（mg/dL）	0.78
Hb（g/dL）	11.2 L	γ-GT（IU/L）	94	CRP（mg/dL）	<0.20
MCV（fL）	72.3 L	Cr（mg/dL）	0.62		
Plt（×10^4/μL）	10.5 L				
異型リンパ球	（−）				

H：高値，L：低値

表2：凝固検査所見

PT（秒）	17.9
APTT（秒）	50.4
Fib（mg/dL）	166
FDP（μg/dL）	5.5

表3：尿検査

尿潜血	（−）
尿蛋白	（−）
赤血球（/HPF）	<1
白血球（/HPF）	1〜4
円柱	（−）

- 胸部単純 X 線写真：特記すべき異常なし

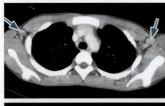
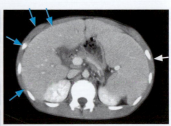
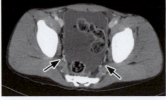

図1：胸腹骨盤部造影 CT
両側腋窩リンパ節腫大（➡），肝腫大（➡），脾腫（⇨），骨盤部腹水（➡）が認められた．

③ 発熱患者の状況を Problem List にまとめよう

Problem List

- ☐ 1 発熱
- ☐ 2 寝汗
- ☐ 3 咽頭痛
- ☐ 4 全身性のリンパ節腫大（後頸部，腋窩）
- ☐ 5 肝脾腫
- ☐ 6 汎血球減少（3系統）
- ☐ 7 混合性肝障害
- ☐ 8 LDH高値
- ☐ 9 腹水

不明熱エキスパートの頭の中②

　リンパ節腫大＋肝脾腫＋LDH高値とくれば，まずは悪性リンパ腫が鑑別のトップになる．年齢も15歳とちょうど年頃で肝障害もあり，EBウイルスによる伝染性単核球症も考えたい．EBウイルス感染に血球貪食が合併すれば血球減少も説明がつく．病歴で性交歴などがあれば急性ヒト免疫不全ウイルス human immunodeficiency virus（HIV）感染も考えられる．現代であれば15歳でも否定はできないだろう．汎血球減少は鑑別疾患を絞りやすいプロブレムであり，その中でも熱を来すとなると，白血病，漿膜炎を合併した全身性エリテマトーデス systemic lupus erythematosus（SLE），悪性リンパ腫，血球貪食症候群などが挙がる．SLEは尿蛋白がないものの否定にはならず，腹水→腹膜炎と考えれば血球減少と併せて，可能性は十分にある．腹水も低アルブミンがほとんどない状態で，診断の手がかりになる．不明熱となるのであれば結核性腹膜炎やSLEによる腹膜炎が鑑別に挙がる．もし結核とすれば腹膜，肝臓，骨髄，リンパ節と播種していることになる．肝硬変＋細菌性特発性腹膜炎は鑑別であるが，この年齢でベースに肝硬変があることは珍しく，また低アルブミンや門脈圧亢進症を示唆する画像所見もないことから可能性は低い．それ以外にも，<u>発熱発作を繰り返していたこと</u>（その後には持続性になっているが），<u>肝障害があること</u>，<u>若年者である</u>ことから慢性活動性EBウイルス感染症 chronic active EBV infection（CAEBV）も鑑別に挙げておきたい．

④ 鑑別診断は？

　以上から比較的可能性があるものとして以下の疾患が挙げられた．悪性

リンパ腫, 白血病, 伝染性単核球症〔EBウイルス, 念のためサイトメガロウイルス（CMV）やHIV〕＋血球貪食症候群, SLE, 粟粒結核, 結核性腹膜炎, CAEBV.

不明熱エキスパートの頭の中③

　現在ある情報でこれ以上鑑別疾患を絞ることは難しい．診断もしくは除外のための特異的検査を侵襲的なものも含めて進めていく必要がある．悪性リンパ腫に対してはリンパ節生検，骨髄生検が必要である．参考のためフェリチン，sIL-2R抗体をチェックしてもよいが確定には病理診断が重要であることは注意したい．白血病については血液像目視と骨髄生検で評価できる．EBウイルス，CMVは抗体検査を提出し，血球貪食については骨髄で評価できる．急性HIVについては病歴上，性交渉が否定され，信頼できそうであるので，検査はひとまず行わない方針としよう．SLEについては抗核抗体（ANA）と特異抗体を提出する．結核性腹膜炎を含む腹膜炎についてはQFT，腹水穿刺で評価するのがセオリーである．結核の場合は粟粒結核とすれば腹水以外にも，リンパ節生検，骨髄生検，肝生検が役に立つ．CAEBVについてはこの中ではまれな疾患であり他の疾患の可能性が低ければ評価しよう．

⑤ 確定診断・除外診断を進めよう（追加検査）

表4：血液検査

血液像目視	芽球なし，異型リンパ球なし
フェリチン（ng/mL）	569
sIL-2R抗体 U/mL	1,960 H
ANA	40未満
EBV VCA-IgM	0.0（－）
EBV VCA-IgG	9.0（＋）
EBNA	4.2（＋）
CMV-IgM	0.22（－）
CMV-IgG	2.0（＋）
QFT	（－）

表5：腹水検査

pH	7.5
WBC（/μL）	800
RBC（/μL）	10,000
Alb（g/dL）	2.81
LDH（U/L）	580
ADA（U/L）	151.1
細胞診	（－）
抗酸菌染色	（－）
結核菌PCR	（－）
抗酸菌培養	（－）＊

＊後日判明

- 骨髄生検：芽球や腫瘍細胞を認めず．組織球は目立つが血球貪食はなし．肉芽腫も認めず．
- 頸部リンパ節生検：悪性リンパ腫なし，腫瘍細胞も認めず．肉芽腫も認めず．
- 肝生検：慢性肝炎の所見のみで肉芽腫も認めず．
- また，抗酸菌染色，結核菌 PCR それぞれ陰性であった．

不明熱エキスパートの頭の中④

　悪性リンパ腫は骨髄，リンパ節，肝生検の結果からほぼ否定される．白血病も同様に否定される．EB ウイルス，CMV は既感染パターン．SLE も ANA 40 倍未満でほぼ否定される．結核については PCR，抗酸菌染色すべて陰性で，曝露歴なし，QFT 陰性で可能性は低いだろう．となると，やはり CAEBV の評価が必要になる．EB ウイルスのさらなる抗体検査なども参考になるが，末梢血における EB ウイルス量の定量（表6）と，組織における EBV 感染細胞の同定（表7）を行う．

⑥ さらなる検査

表6：EB ウイルス抗体および DNA 定量検査

EBV EA-DR-IgG	7.6（＋）
EBV EA-DR-IgA（倍）	40
EBV VCA-IgM	0.0（－）
EBV VCA-IgG	9.0（＋）
EBV VCA-IgA（倍）	40
EBV EBNA-IgG	4.2（＋）
EBV DNA 定量（/WBC10^6 個）	6.1×10^4 コピー

表7：磁気ビーズ法による各細胞ごとの EBV DNA 定量

CD3 陽性リンパ球（T 細胞）（コピー/μgDNA）	313
CD19 陽性リンパ球（B 細胞）（コピー/μgDNA）	2,094
CD56 陽性リンパ球（NK 細胞）（コピー/μgDNA）	100,398

- 表6 の結果から末梢血中の EB ウイルスの増加を認め，表7 から NK 細胞に優位に感染していることがわかる．

- 骨髄，肝臓，リンパ節生検検体を再確認したところ，すべての組織でEBV-encoded small RNA（EBER）陽性リンパ球を認めた．

最終診断：慢性活動性EBウイルス感染症 NK細胞type

末梢血中のEBウイルス量の増加，組織でのEBウイルス感染リンパ球の存在，悪性リンパ腫などの除外からCAEBVの診断となる．また，感染細胞の同定ではNK細胞に有意であり，NK細胞typeと診断できる．

⑦ 不明熱エキスパートの診断・治療戦略

Pitfallはどこにあるか？

CAEBVの疾患像を知っていることが重要である．疾患像を知っていれば鑑別に挙げることはできるが，知らないとなかなか難しい病気である．厚生労働省研究班による診断基準案（表8）が非常に参考になる[1]．そこにもあるように，伝染性単核球症様症状が3ヵ月以上持続する場合に疑うことが重要である．VCA-IgG＞640倍以上やEA-IgG 160倍，VCA-IgA陽性，EA-IgA陽性などの所見が参考になるが，参考にすぎず疑った場合には末梢血のEBV DNAの定量と，組織におけるウイルスの確認が重要である．ただしEBV DNA定量検査は自費である．

もう1つのPitfallは腹水ADAを過信しないことである．ADAが36〜40 IU/L以上であれば，ほぼ結核性腹膜炎と診断できるほど感度・特異度は良好である．しかし，本症例のように例外はいつでも存在するものである．

"不明熱"で終わらせない一手は何か？

これまでに上述したとおり，繰り返す，もしくは長引く伝染性単核球症様症状をみたときにCAEBVを鑑別に挙げることと，末梢血EBV DNA定量検査を行うことである．

表 8：CAEBV 診断基準案

1. 伝染性単核球症様症状が 3 ヵ月以上持続する（連続的または断続的）
2. 末梢血または病変組織における EBV ゲノム量の増加
3. T 細胞もしくは NK 細胞に EBV 感染を認める
4. 既知の疾患とは異なる

補足
1. 「伝染性単核球症様症状」は発熱やリンパ節腫脹，肝脾腫を指す．
2. 末梢血で $10^{2.5}$（＝316）/μgDNA が目安となる．
組織では EBER *in situ* hybridization 法などを行う．
（組織中で EBV RNA に相補的に結合する標識プローブを用いて EBER を検出）

など

（文献 1）より引用改変）

📝MEMO 蚊アレルギーについて

有名な所見として蚊アレルギー（蚊刺過敏症）がある．有名ではあるが CAEBV での陽性率は 33％程度との報告[2]があり，陰性でも否定はできないので注意が必要である．また CAEBV 類縁疾患としての CAEBV ではない蚊刺過敏症もあるが，ガイドラインを参照していただきたい．

⑧ 症例のその後の経過

診断後，大学病院に転院し，化学療法＋骨髄移植を行った．その後の経過は把握していない．

『この 1 冊で極める 不明熱の診断学』のここを読もう！

➡ P.215 CAEB ではありませんが，EB ウイルス感染症の検査について書かれています！

文献

1) 日本小児感染症学会監修：慢性活動性 EB ウイルス感染症とその類縁疾患ガイドライン 2016
2) Kimura H, et al：Prognostic factors for chronic active Epstein-Barr virus infection. J Infect Dis 187(4)：527-33. 2003

（吉見祐輔）

第Ⅱ章　各論：症例検討編

ケース 12 知っていれば典型的だが…

症　例　17歳　男性
主　訴　発熱，右膝関節炎，胸水貯留，心嚢水貯留
現病歴　2週間前から咽頭痛が出現，その2日後から右膝の痛みが出現し，徐々に腫れてきた．近医にて関節穿刺が施行され，黄色混濁液を認めた．採血にて白血球上昇，CRP上昇を認め，ピペラシリン2g/日を点滴された．翌日救急外来へ紹介．膝関節穿刺が施行され，関節液グラム染色陰性，関節液白血球17,000/μLで化膿性関節炎も否定できないとのことで，関節鏡下滑膜切除術が施行され，細菌培養，抗酸菌培養が提出された．また入院時検査で，右上葉に粒状影を認めていたこともあり，化膿性関節炎と肺炎として血液培養，痰培養採取後アンピシリンナトリウム・スルバクタムナトリウム（スルバシリン®）9g/日で抗菌薬治療が開始された．術後3日目で，発熱が持続し，抗菌薬がメロペネム（メロペン®）に変更された．また，膝関節の腫脹は改善していた．呼吸器内科にて喀痰抗酸菌染色を3回施行したが陰性であった．術後5日目に非定型肺炎カバーとして抗菌薬がガレノキサシン（ジェニナック®）に変更された．その後も熱が持続し，フォローのCTにて肺粒状影の改善，心嚢水，胸水の増加が認められた．術後7日目，総合内科にコンサルトがあった．問い合わせをして，前医での関節液培養やグラム染色は陰性であったことが判明した．入院時に採取した血液培養，関節液培養も陰性，術後滑膜の抗酸菌染色も陰性であった．痰培養は検体不良で口腔内常在菌が検出された．滑膜の病理所見では肉芽腫を認めなかった．RFや抗CCP抗体も陰性であった．
既往歴　なし
内服薬　なし
アレルギー　なし

| 職　業 | 高校生 |

| 家族歴 | なし |

| 喫　煙 | なし | 飲　酒 | なし |

| その他 | 結核曝露歴なし，体重減少なし，寝汗なし，海外渡航歴なし，深呼吸で胸が痛む |

| 身体所見 |

意識清明，血圧：121/72 mmHg，脈拍数：107 回/分，呼吸数：24 回/分，SpO_2：96％（室内気），体温：38.8℃
頭頸部：眼瞼結膜；貧血なし　眼球結膜；黄染なし　甲状腺；腫大なし　扁桃；腫大なし　口腔内；潰瘍なし
胸部：呼吸音；清　心音；整，雑音なし
腹部：平坦軟で圧痛なし　肝脾腫なし
四肢：浮腫なし
皮膚：紫斑や皮疹なし
表在リンパ節：触知可能なリンパ節なし
関節：右膝関節の圧痛・腫脹は軽度あり

不明熱エキスパートの頭の中①

　治療介入された後にコンサルトがくることは珍しくない．ある程度評価が定まっている場合もあれば，残念なことに複雑さを増しているだけのこともある．今回は前医での先行抗菌薬投与前の関節液培養が陰性であることが判明しており，化膿性関節炎の可能性は下がる（血液培養も採取されていれば最高であったが）．しかし関節穿刺液の細菌培養の感度は75〜90％であり，完全には否定できない．ただ，膝関節炎，心嚢水，胸水が同じ細菌感染によるものと仮定すると，現行の抗菌薬治療で膝関節が改善しているので，胸水，心嚢水が新規に出現するとは考えにくい．このことから血流感染による多臓器感染の可能性は低いと考える．その他キノロン使用前に喀痰抗酸菌検査が3回施行されており，これも参考になる．滑膜切除術にて肉芽腫や抗酸菌を認めなかったことも併せると結核の可能性は下がる．結核の診断は非常に難しいことがあるので完全には否定できないが，胸水が穿刺できるほど多ければ胸腔穿刺が診断に寄与するだろう．

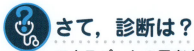 **さて，診断は？**
エキスパートの思考を追いながら考えてみよう．

① Review of Systems（ROS）を行う

（－） 頭痛，咳，痰，鼻汁，腹痛，悪心・嘔吐，下痢，関節痛，排尿時痛，残尿感，体重減少，寝汗

（＋） 深呼吸時の痛み

② 検査結果

表1：血液検査所見

血算			生化学			
WBC（/μL）	24,700 H		血清 TP（g/dL）	9.58 H	BUN（mg/dL）	14.3
Neut（％）	88.8		血清 Alb（g/dL）	2.58 L	Amy（IU/L）	443 H
Lymph（％）	6.6		CK（IU/L）	26	リパーゼ（IU/L）	20
Mono（％）	4.3		AST（IU/L）	20	Glu（mg/dL）	94
Eosino（％）	0.1		ALT（IU/L）	20	Na（mmol/L）	135
Baso（％）	0.2		LDH（IU/L）	131	K（mmol/L）	4.3
RBC（×10^4/μL）	482		ALP（IU/L）	626 H	Cl（mmol/L）	102
Hb（g/dL）	13.9		γ-GT（IU/L）	124 H	T-Bil（mg/dL）	0.45
MCV（fL）	88.4		Cr（mg/dL）	0.99	CRP（mg/dL）	15.97 H
Plt（×10^4/μL）	70.9 H					

H：高値，L：低値

表2：尿検査所見

尿潜血	（－）
尿蛋白	（－）
赤血球（/HPF）	<1
白血球（/HPF）	<1

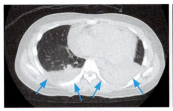 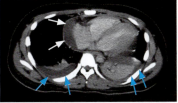

図1：胸腹骨盤部造影CT

両側胸水（→）と心嚢水貯留（⇨）を認める．リンパ節腫大や肝脾腫はなし．入院時にあった肺粒状影は改善している．左図：両側胸水，右図：両側胸水と心嚢水．

③ 発熱患者の状況をProblem Listにまとめよう

Problem List

- ☐ 1 発熱
- ☐ 2 咽頭痛
- ☐ 3 右膝関節炎（改善）
- ☐ 4 胸水貯留
- ☐ 5 心嚢水貯留
- ☐ 6 肺粒状影
- ☐ 7 白血球上昇
- ☐ 8 血小板増多
- ☐ 9 混合性肝障害
- ☐ 10 LDH高値
- ☐ 11 低アルブミン血症

不明熱エキスパートの頭の中②

　関節炎，漿膜炎があり，全身性エリテマトーデスsystemic lupus erythematosus（SLE）や血管炎は鑑別に挙がる．関節液培養は陰性であるが感度100％ではなく，抗菌薬先行投与前の血液培養も未採取であり，感染性心内膜炎＋播種性感染も残る．除外診断が必要になるが，咽頭痛，白血球増多，関節炎，漿膜炎からは成人Still病 adult Still's disease（ASD）がかなり疑わしい．ただし，<u>除外診断が重要</u>であり，リンパ腫特にリンパ節腫大がないことから血管内リンパ腫などは評価が必要になる．ウイルス感染症はcommonな疾患であり，チェックはしておきたい．ここではEBウイルス，サイトメガロウイルス（CMV）が候補になる．

④ 鑑別診断は？

　ASD，SLE，血管炎（特に小血管炎），ウイルス感染症（EBウイルス，CMV）．

除外すべき疾患として悪性リンパ腫，感染性心内膜炎＋播種性感染症が鑑別に挙がる．

不明熱エキスパートの頭の中③

　SLEについては抗核抗体（ANA）でチェックしよう．補体は炎症があるときには上がりうるので参考にはならない．神経障害や，腎障害はないが血管炎は否定できず，顕微鏡的多発血管炎，Churg-Strauss症候群あたりは鑑別になり，ANCAは測定しておきたい．ウイルス感染症についても抗体検査で確認をしよう．悪性リンパ腫については著明なリンパ節腫大がなく，骨髄生検にて評価を行う．感染性心内膜炎＋播種性感染（全身に腫瘍形成するなど）については，抗菌薬投与前の検体が関節液のみで100％否定できるか悩ましいところである．低アルブミン血症もあり，抗菌薬freeにして血液培養を取り直す余裕はないと判断し，グラム陽性球菌をターゲットにセフトリアキソン（ロセフィン®）で治療を継続するのが無難であろう．ASDについてはフェリチン高値が参考になるので確認をしたい．また，ASDなどでは発熱に伴ってサーモンピンク疹などの皮疹が出現し，無熱期に消失することが比較的特徴的とされているので，皮疹は繰り返し確認したい．患者が皮疹に気づいてないこともよくあるので繰り返しの診察が重要だ．皮膚生検は非特異的なことが多いので確定には至らないことが多いが，皮疹があれば生検を行うこともある．胸水，心嚢水は穿刺できれば診断に近づくことが多いため可能であれば穿刺したい．

⑤ 確定診断・除外診断を進めよう（追加検査）

表3：血液検査所見

ANA（抗核抗体）	40未満	CMV-IgG	（－）
p-ANCA	<1	EBV VCA-IgM	（－）
c-ANCA	<1	EBV VCA-IgG	（＋）
フェリチン（ng/mL）	5,214 H	EBNA	（＋）
CMV-IgM	（－）	QFT	（－）

H：高値

表4：胸水検査所見

pH	7.0	細胞診	(−)
WBC（/μL）	26,800	抗酸菌染色	(−)
RBC（/μL）	30,000	結核菌PCR	(−)
Alb（g/dL）	1.39	抗酸菌培養	(−)*1
LDH（U/L）	1,348	グラム染色	(−)*2
ADA（U/L）	28.5	細菌培養	(−)*1

*1 後日判明　*2 菌は検出されず

- 心囊穿刺：依頼時に心囊水が減少しており施行できず．
- 骨髄生検：悪性リンパ腫認めず．肉芽腫も認めず．血球貪食も認めず．
- 翌日に体幹部に淡い小紅斑が出現し生検：非特異的炎症性変化，腫瘍細胞を認めず．

不明熱エキスパートの頭の中④

　胸水の分析からは，滲出性胸水とわかる．ADA＜30であり結核性胸膜炎は否定的である．SLEは抗核抗体陰性から否定される．血管炎もANCA陰性，皮膚生検で所見を認めないことから否定される．EBウイルスは既感染パターンで，CMVは未感染でこれも除外できる．悪性リンパ腫は骨髄，皮膚生検の結果からほぼ除外できる．感染性心内膜炎＋播種性感染については100％とは言いがたいが，抗菌薬先行投与前の関節液培養が陰性であること，咽頭痛などの説明はつかないことから除外できる．ASDについては咽頭痛，関節炎，胸膜炎，心膜炎，肺陰影すべて説明がつき，さらに翌日に新規に皮疹が出現したことから非常にASDらしいといえる．フェリチンも5,214と高値であり3,000以上で参考になるとされている[1]．

最終診断：成人Still病（ASD）

　診断基準を満たし，感染性心内膜炎や悪性リンパ腫を除外できており確定診断とした．
　この症例のように肺炎や胸膜炎，心膜炎を合併することもある．

表5：Yamaguchi Criteria 成人発症 Still 病診断基準

Major criteria
1. 発熱（39℃以上，1週間以上持続）
2. 関節痛もしくは関節炎（2週間以上持続）
3. 典型的皮疹：サーモンピンク様の紅斑もしくは丘疹状紅斑．発熱時出現，解熱時消退
4. 白血球増多（10,000/μL 以上，好中球 80％以上）

Minor criteria
1. 咽頭痛
2. リンパ腫脹もしくは浮腫
3. 肝機能障害
4. リウマトイド因子陰性，抗核抗体陰性

大項目2つ以上を含み，5項目以上陽性で診断となる．

除外項目
感染症，悪性腫瘍（特に悪性リンパ腫），他のリウマチ性疾患
フェリチン異常高値は参考所見

（文献2）より引用）

⑥ 不明熱エキスパートの診断・治療戦略

Pitfall はどこにあるか？

　ASD で肺炎，胸膜炎，心膜炎を起こすことを知らなければ鑑別疾患に挙げ損ねてしまうか，場合によっては無意識に鑑別疾患から除外してしまうだろう（肺に陰影があるから ASD ではないと判断してしまうなど）．鑑別疾患に挙がらなかった疾患は除外することも，鑑定診断をすることもできないため，症状などから可能性の高い鑑別疾患を挙げることが重要である．これにはやはり最低限の教科書的知識が必要になる．

"不明熱"で終わらせない一手は何か？

　成人 Still 病は比較的知られている疾患であり，疾患名と診断基準を知っていれば鑑別には挙げやすいが，自信をもって確定診断をするのは簡単ではない．その理由は，診断基準の項目に非特異的なものが多く，よく似た病像を呈する疾患の除外診断が必要なことにある．例えばこの症例でリンパ節腫大があれば，悪性リンパ腫除外のためにリンパ節生検まで施行する必要があったであろう．フェリチン高値も参考になるが，フェリチンは悪性リンパ腫でも上昇するため，一番鑑別すべき疾患との鑑別には役に立つとは言い難い．比較的特徴的とされるのが発熱時に出現し，解熱時に消退

する皮疹である．典型的にはサーモンピンク疹とされるが，種々の皮疹を起こすことが知られている．発熱時の皮疹を探すことが重要なポイントになる．

📝MEMO エキスパートが使っている EBM 豆知識

- Yamaguchi Criteria について

感度 96.2%，特異度 92.1% とされ[2]有用である．その他いくつかの診断基準を比較した論文では感度 93.5% で最も優れているとの報告もある[3]．この場合はゴールドスタンダードとして，内科医とリウマトロジストの臨床診断（いわゆる専門家パネルによる診断）が採用されている．診断基準の中に除外項目が含まれていることには特別な注意が必要である．そこが一番診断の難しいところである．他の疾患を除外すればその分，ASD である可能性は上がる，つまり特異度は上がるのだが，どうやって除外するかということが問題になる．例えば悪性リンパ腫で発熱，関節痛，皮疹，肝機能障害，リンパ節腫大を認め，RF 陰性，ANA 陰性ということはいくらでもありうる．この場合は診断基準以外の方法を用いて悪性リンパ腫を除外しなければならず，リンパ節生検や骨髄生検が必要になる．これは1例であるが除外のためにどんな検査をするかというのは非常に難しく，まさに診断のキモとなる．

⑦ 症例のその後の経過

鑑別診断を進める間セフトリアキソンを継続するも効果乏しく，ASD の診断がついた時点で中止とした．ASD に対してはステロイドパルス3日間後，プレドニゾロン（プレドニゾロン®）1 mg/kg で後療法を行った．ステロイド漸減中に再燃し，メトトレキサート（リウマトレックス®）16 mg を併用した．その後も再燃があったが現在はステロイド，メトトレキサートはともに off することができ，治癒している．

『この1冊で極める **不明熱の診断学**』のここを読もう！

- P.85　成人Still病の症状，検査，診断基準などが良くまとまっています！
- P.191　皮疹についてまとめてあります！
- P.204　フェリチン高値と成人Still病について書かれています！

文献
1) Coffernils M, et al：Hyperferritinemia in adult onset Still's disease and the hemophagocytic syndrome. J Rheumatol 19(9)：1425-7. 1992
2) Yamaguchi M, et al：Preliminary criteria for classification of adult Still's disease. J Rheumatol 19(3)：424-30. 1992
3) Masson C, et al：Comparative study of 6 types of criteria in adult Still's disease. J Rheumatol 23(3)：495-7. 1996

（吉見祐輔）

第Ⅱ章　各論：症例検討編

ケース13　免疫抑制剤は＋α？

症例　65歳　男性
主訴　発熱
現病歴　10年前に慢性下痢があり Crohn 病と診断，メサラジン（ペンタサ®）が開始され，症状なく落ち着いていた．2年前にも下痢，腹痛などが悪化し下部消化管内視鏡が施行され，全結腸に多発潰瘍を認めた．病理検査にて非乾酪性肉芽腫を認め，Crohn 病の増悪としてメサラジン増量などで対応されていた．腹痛，下痢が完全には改善せず，3ヵ月前 T-spot 陰性を確認のうえ，アダリムマブ（ヒュミラ®）が導入された．腹痛，下痢などの著明な改善はないが悪化もなかった．1ヵ月ほど前から微熱が出現し，2週間前から咳，倦怠感が出現した．1週間前からは38℃の熱も出るようになり，精査のため入院となった．入院後3日目に総合内科にコンサルトがあり，同日施行された腹部単純X線写真で偶発的に消化管穿孔が見つかった．このときに激しい腹痛はなかった．
既往歴　両側内頸動脈狭窄，高血圧，脂質異常症
内服薬　アトルバスタチン（リピトール®），アスピリン（バイアスピリン®），カルベジロール（アーチスト®），アダリムマブ
アレルギー　なし
家族歴　なし
喫煙　なし　**飲酒**　なし
その他　結核曝露歴なし
身体所見
全身状態は良好，意識清明，血圧：120/66 mmHg，脈拍数：78回/分，呼吸数：16回/分，SpO_2：99％（室内気），体温：37.3℃
頭頸部：眼瞼結膜；貧血なし　眼球結膜；黄染なし　甲状腺；腫大な

し　扁桃；腫大なし
胸部：呼吸音；清　心音；雑音を認めず
腹部：平坦で全体的に軽度の圧痛を認める
四肢：浮腫なし
皮膚：紫斑や紅斑なし
関節：肩，膝，肘，足，手指に関節炎所見を認めず
表在リンパ節：頸部，腋窩，鼠径すべて触知せず

不明熱エキスパートの頭の中①

　免疫抑制状態にある患者では腹膜炎を起こしていても自覚症状が乏しいことはしばしば認められ，この症例で腹部所見が軽度であってもおかしくはない．TNF-α阻害薬を使用している患者の消化管穿孔＋腹膜炎と考えれば，憩室炎もしくは虫垂炎の穿孔がまず疑われる．Crohn病も病勢が強いときには穿孔を起こすことがあり，Crohn病のコントロールが不良であればそれも鑑別になる．T-spot陰性であるが，3ヵ月前からTNF-α阻害薬が使用されており，腸結核，結核性腹膜炎は鑑別に残しておきたい．生物学的製剤使用下では結核や重篤な感染症のリスクが増大することが知られている[1]．2年前の大腸生検時に結核の評価がどこまで行われていたかは知りたい．穿孔部位の推定のため腹部骨盤部の造影CTは早急に行う必要がある．

さて，診断は？

エキスパートの思考を追いながら考えてみよう．

① Review of Systems（ROS）を行う

（−）　頭痛，咳，鼻汁，悪心・嘔吐，関節痛，排尿時痛，残尿感
（＋）　寝汗，食思不振，体重減少，腹痛，咳，下痢

② 検査結果

2年前の状況については他院で評価されており，詳細は不明であった．

表1：血液検査所見

血算			生化学				
WBC (/μL)		3,800	TP (g/dL)	7.10 H	BUN (mg/dL)	20.2
RBC (×10⁴/μL)		392	Alb (g/dL)	2.69 L	Amy (IU/L)	96
Hb (g/dL)		11.4 L	CK (IU/L)	131	Glu (mg/dL)	96
MCV (fL)		81.6	AST (IU/L)	65 H	Na (mmol/L)	130 L
Plt (×10⁴/μL)		25.2	ALT (IU/L)	42 H	K (mmol/L)	2.7 L
H：高値，L：低値			LDH (IU/L)	389 H	Cl (mmol/L)	99 L
			ALP (IU/L)	320 H	T-Bil (mg/dL)	1.1
			Cr (mg/dL)	0.82	CRP (mg/dL)	9.2 H

表2：結核検査

T-spot	(－)
ツベルクリン反応	(－)

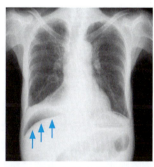

図1：胸部単純X線写真

右胸水（→）と free air を両側に認める．

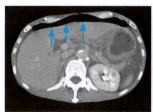
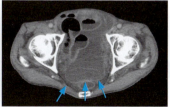

図2：腹部骨盤部造影CT

free air と腹水（→）を認める．憩室炎や虫垂炎を示唆する所見は認めず．

③ 発熱患者の状況を Problem List にまとめよう

Problem List

- ☐ 1 発熱
- ☐ 2 寝汗
- ☐ 3 体重減少
- ☐ 4 咳
- ☐ 5 下痢
- ☐ 6 腹痛
- ☐ 7 胸水
- ☐ 8 腹水
- ☐ 9 消化管穿孔
- ☐ 10 正球性貧血
- ☐ 11 低アルブミン血症
- ☐ 12 肝障害
- ☐ 13 CRP 上昇

不明熱エキスパートの頭の中②

　腹水もたまっており，free air もあることから消化管穿孔＋腹膜炎は間違いないだろう．CT では虫垂炎や憩室炎は検出できなかったが完全に否定することは難しく，鑑別に残る．T-spot 陰性，ツベルクリン反応陰性ではあるが，免疫抑制剤使用下であり，これをもって結核を否定することはできない．できれば 2 年前の Crohn 病の増悪と診断したときに結核の評価をしているかどうか詳細に知りたいが，情報が得られないのであれば，他の方面から考える．

　そうは言っても体重減少，寝汗があり 1 週間前からの発熱と少し長めの経過であることも考えると，腸結核とその穿孔の可能性は高い．胸水は胸膜炎の合併もしくは腹膜の炎症の波及で説明はつく．悪性腫瘍の穿孔は比較的よくある疾患であり，鑑別になる．胸膜炎＋腹膜炎と考えれば全身性エリテマトーデス systemic lupus erythematosus（SLE）も鑑別になるが，SLE で穿孔まで来すことはおそらくまれであろう．Crohn 病の悪化も鑑別に残るが，アダリムマブを使用している中で以前より悪化して穿孔まで来すというのは少し考えにくい．

④ 鑑別診断は？

　腸結核穿孔＋結核性腹膜炎，憩室炎もしくは虫垂炎の穿孔，悪性腫瘍（主に大腸がん）の穿孔，SLE，Crohn 病の悪化．最も疑わしいのは CT で腫瘍や憩室炎，虫垂炎がみられないことから結核である．

不明熱エキスパートの頭の中③

　腹水も貯留しており穿孔していないのであれば腹水穿刺をして腹水の分析を行っていくのが診断の方法であるが，今回は穿孔を来しており手術が必要になる．開腹術が施行できれば腹水，穿孔部位の組織，腹膜などの検体は簡単に採取できるためそれを待てばよい．術者に，結核を疑っており，抗酸菌検査を含めた検体提出を確実に依頼することが最も重要である．明らかな肺実質病変はないものの，胸水貯留もあり，喀痰や胸水でも結核菌検査は行いたい．特に喀痰は感染管理の面からも重要である．悪性腫瘍，憩室炎，虫垂炎も手術時に評価できるので問題はない．SLE は以上のすべての評価をみてから考えればよいだろう．

⑤ 確定診断・除外診断を進めよう（追加検査）

　手術で，盲腸壁の肥厚と 5 mm 大の穿孔を認め，腹腔内には便汁が漏出していた．腹膜には白色の微少結節を多数認めた．穿孔部をそのままに人工肛門を造設した．憩室炎，虫垂炎，悪性腫瘍を肉眼的には認めなかった．なお，手術検体は，病理には提出されなかった．

表 3：追加検査

喀痰		胸水：リンパ球優位の滲出性胸水	
抗酸菌染色	3 回（−）	抗酸菌染色	（−）
結核菌 PCR	1 回（−）	結核菌 PCR	（−）
抗酸菌培養	後日（−）	抗酸菌培養	後日（−）
腹膜の白色結節		ADA（U/L）	46 H
抗酸菌染色	（−）	腹水	
結核菌 PCR	（＋）	抗酸菌検査	未提出
抗酸菌培養	後日結核菌陽性	細菌培養	ESBL 産生大腸菌

不明熱エキスパートの頭の中④

　胸水の分析で結核菌は検出されなかったが，リンパ球優位の滲出性胸水で ADA 46 U/L と，45 U/L を超えていることから結核性胸膜炎と診断できる．さらに腹膜の白色結節で結核菌 PCR 陽性なことから結核性腹膜炎

も確定診断となる．手術病理検体は穿孔部位をそのまま人工肛門造設に使用したため採取されておらず評価できなかったが，おそらく腸結核からの穿孔である．腸結核，結核性腹膜炎，結核性胸膜炎があり，病勢の進行とともに穿孔したと考えられる．生物学的製剤の使用が発症に影響したのだろう．2年前の類上皮肉芽腫が結核の所見であった可能性は否定はできないが，2年間無治療で症状がそこまで悪化していないことを考えると，その可能性は低いと思われる．

最終診断：結核性腹膜炎＋結核性胸膜炎＋腸結核穿孔＋二次性の細菌性腹膜炎

📝MEMO 診断のための検査

　結核の診断は結核菌が検出されれば話が早いが，実際には菌自体が検出されないことも多く診断は難しい．感染臓器によっても検査方法やその特性は変わってくるが，今回は結核性胸膜炎と結核性腹膜炎について述べる．詳しい話は「『この1冊で極める 不明熱の診断学』のここを読もう！」を参考にしてほしい．

- **結核性胸膜炎の診断**

　ゴールドスタンダードは報告により差はあるが，①胸膜組織での乾酪性肉芽腫の存在±抗酸菌染色陽性，②胸水もしくは胸膜培養で結核菌が同定されること，③痰培で結核菌が検出され，胸水の原因は他にないことのどれかを満たすこととしているものがある．

　抗酸菌染色の感度は非常に低く，培養でも20〜30％とされる．結核菌PCRの感度も報告により差があり20〜90％．ADA＞45 U/Lをカットオフとすると感度100％，特異度97％とされ，これが診断に非常に役立つ．ただし，胸水白血球がリンパ球優位であることが重要である[2]．

- **結核性腹膜炎の診断**

　ゴールドスタンダードはこれも報告によるが，腹膜検体での培養もしくは抗酸菌染色による結核菌の検出もしくは病理学的所見（おそらく乾酪性肉芽腫）によるとしているものもあった．

抗酸菌染色の感度は 0 〜 6％，培養でも以下とされる．ここでも ADA が優秀な検査であり，ADA＞36 〜 40 U/L をカットオフとして，感度 100％，特異度 97％とされる[3]．ただし，肝硬変の患者では感度が低下することが知られている．

- Interferon-Gammma Release Assays（IGRA）と活動性結核

T-spot で感度 81％，特異度 59％との報告がある[4]．そこまで信頼できる検査ではなく，生物学的製剤使用など免疫が低下している状態ではさらに感度が下がる可能性もある．あくまでも参考程度にするべき検査である．

⑥ 不明熱エキスパートの診断・治療戦略

Pitfall はどこにあるか？

今回の症例では T-spot を過信しないことにある．後述するが感度・特異度とも格別に高いわけではない．T-spot 以外の情報，つまり病歴，既往歴，内服歴，身体所見，すでに行われている検査結果などから結核の可能性を見ることが重要である．そこで，すでに結核の可能性がそれなりに高ければ，たとえ T-spot 陰性であっても結核の否定はできない．本症例でいえば，体重減少，寝汗があり，生物学的的製剤使用中とあれば，結核の可能性は十分にある．まして免疫抑制状態では，T-spot の感度はさらに低下する可能性がある．

"不明熱"で終わらせない一手は何か？

結核の診断は時に困難であり，臓器によってもその難易度は変わる．例えば，肺結核は塗抹陽性であれば診断は（疑いさえすれば）容易であるが，塗抹陰性の場合には難しい．それに比べて胸膜炎や腹膜炎は，穿刺できれば胸水もしくは腹水中 ADA の検査特性がよいため，比較的診断は容易なことが多い．このように臓器によって診断のしやすさは異なるものの評価する方法は決まっているので，鑑別に挙げさえすればある程度までは鑑別を進めることができる．結核が不明熱になってしまう大きな原因の一つは鑑別疾患に挙げられないことにあり，逆に言えば結核を疑うべき状況を知り，鑑別に挙げることができれば診断に至ることができる．今回の症例で言えば，生物学的製剤使用下の発熱であれば結核を鑑別に必ず挙げるということがそれにあたる．

⑦ 症例のその後の経過

　手術自体は人工肛門を造設し終了となった．穿孔に伴う二次性細菌性腹膜炎に対してメロペネムによる治療を行った．その後，胸水 ADA 高値と腹膜結節の結核菌 CPR 陽性がほぼ同時に判明し，イソニアジド，リファンピシン，ピラジナミドによる治療を開始した．治療経過は良好で，その後はリハビリテーションも兼ねて結核専門病院に転院となった．1 年の治療を終えて，現在は外来にてメサラジンによる Crohn 病治療が継続されている．なお再度詳しく確認したが，結核曝露歴は明らかにならなかった．

『この1冊で極める 不明熱の診断学』のここを読もう！

- P.67　結核についての簡単なまとめが書かれています！
- P.141　結核の既往歴を確認することの重要性が書かれています．この症例のようにはっきりしないこともありますが．

文献

1) Ramiro S, et al：Safety of synthetic and biological DMARDs：a systematic literature review informing the 2013 update of the EULAR recommendations for management of rheumatoid arthritis Ann Rheum Dis 73(3)：529-35. 2014
2) Ocaña I, et al：Adenosine deaminase in pleural fluids. Test for diagnosis of tuberculous pleural effusion. Chest 84(1)：51-3. 1983
3) Riquelme A, et al：Value of adenosine deaminase (ADA) in ascitic fluid for the diagnosis of tuberculous peritonitis: a meta-analysis. J Clin Gastroenterol 40(8)：705-10. 2006
4) Sester M, et al：Interferon-γ release assays for the diagnosis of active tuberculosis: a systematic review and meta-analysis. Eur Respir J 37：100-11. 2012

（吉見祐輔）

第Ⅱ章　各論：症例検討編

ケース 14 長引く肺炎には要注意！

症　例	91歳　男性
主　訴	微熱が続く，咳
現病歴	20日前から39℃の発熱あり，前医にて「念のため」レボフロキサシン（クラビット®）400 mg/日を5日間処方された．高熱は出なくなったが，その後は咳，微熱が持続した．経過中胸部単純X線撮影が施行され軽い肺炎を指摘された．10日前再度レボフロキサシン 400 mg/日を処方され，5日間内服するも微熱が持続した．解熱しないので「不明熱」精査のため総合内科外来紹介となった．
既往歴	前立腺がん，認知症，30歳の頃に結核（治療内容などは不明）
内服薬	フルタミド（フルタミド®）125 mg/日（前立腺がんのホルモン療法薬）
アレルギー	なし
職　業	なし
家族歴	なし
喫　煙	なし　　飲　酒　なし
生活歴	介護付有料老人施設に入所中
身体所見	

意識清明，血圧：112/76 mmHg，脈拍数：73回/分，呼吸数 16回/分，SpO₂：94％（室内気），体温：37.6℃
頭頸部：眼瞼結膜；貧血なし　眼球結膜；黄染なし　甲状腺；腫大なし　扁桃；腫大なし
胸部：呼吸音；左肺で crackle あり　心音；整，雑音なし
腹部：平坦かつ軟で圧痛なし
四肢：浮腫なし
皮膚：紫斑や皮疹なし

不明熱エキスパートの頭の中①

咳，痰が2週間以上続く患者では結核も念頭に置き検査を行うべきとされており[1]，結核は必ず鑑別に挙げるべきである．今回の症例では結核の既往，肺炎像も指摘されて，抗菌薬治療に反応が乏しいことからも非常に強く疑われる．結核感染の可能性があり，陰圧隔離のできる部屋で，N95マスクを使用したうえで対応すべきである．単純X線写真の画像評価次第にはなるが，肺陰影を来す疾患として細菌性肺炎，非定型肺炎，間質性肺炎，肺悪性腫瘍，一部の血管炎なども候補にはなる．

さて，診断は？
エキスパートの思考を追いながら考えてみよう．

① Review of Systems（ROS）を行う

（−） 頭痛，鼻汁，腹痛，悪心，嘔吐，下痢，関節痛，排尿時痛，残尿感，温泉，大規模公衆浴場

（＋） 体重減少，寝汗，咳，痰

② 検査結果

表1：血液検査所見

血算		生化学			
WBC（/μL）	5,200	血清 TP（g/dL）	7.43	BUN（mg/dL）	21.3
Neut（%）	77.0	血清 Alb（g/dL）	3.76	Amy（IU/L）	81
Lymph（%）	14.9	CK（IU/L）	28	Glu（mg/dL）	136
Mono（%）	7.3	AST（IU/L）	18	Na（mmol/L）	134
Eos（%）	0.6	ALT（IU/L）	11	K（mmol/L）	5.0
Baso（%）	0.2	LDH（IU/L）	198	Cl（mmol/L）	97
RBC（×10⁴/μL）	347	ALP（IU/L）	351 H	T-Bil（mg/dL）	0.52
Hb（g/dL）	10.5 L	γ-GT（IU/L）	21	CRP（mg/dL）	1.57
MCV（fL）	91.6	Cr（mg/dL）	0.73		
Plt（×10⁴/μL）	27.4				

H：高値，L：低値

表2：尿検査所見

尿潜血	(−)
尿蛋白	(−)
赤血球（/HPF）	<1
白血球（/HPF）	<1

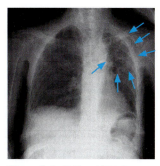

図1：胸部単純X線写真
左上肺野に浸潤影（→）を認める．

③ 発熱患者の状況を Problem List にまとめよう

Problem List

- ☐ 1　発熱
- ☐ 2　咳
- ☐ 3　痰
- ☐ 4　体重減少
- ☐ 5　寝汗
- ☐ 6　肺浸潤影
- ☐ 7　正球性貧血

不明熱エキスパートの頭の中②

　微熱，咳，痰，体重減少，寝汗からは結核を非常に強く疑う．胸部単純X線写真からは結節影でないことから悪性腫瘍は考えにくい．細菌性肺炎は鑑別に挙がるが経過が少し長すぎるし，キノロン系抗菌薬で改善がみられないところは，肺炎球菌などのcommonな微生物が原因であれば少し考えにくい．レジオネラ肺炎も鑑別になるが肝障害もなく，温泉や大規模公衆浴場に行った病歴もないので可能性は低いが，鑑別には残る．スリガラス状陰影に見えることから間質性肺疾患も考慮する．肺陰影は以前との比較ができず，陳旧性肺結核の痕を見ているだけの可能性もあり，感染性心内膜炎などのcommonな疾患は鑑別に残すべきである．

④ 鑑別診断は？

　肺結核，細菌性肺炎，レジオネラ肺炎，間質性肺炎を来す疾患，感染性心内膜炎．

不明熱エキスパートの頭の中③

　可能性の高いのは圧倒的に肺結核である．インターフェロンγ遊離試験（当時は QFT），喀痰抗酸菌検査，ツベルクリン反応などを行う．喀痰検査は 3 回は行い，良い痰が採取できない場合には胃液採取を行う．細菌性肺炎に対しては喀痰グラム染色や喀痰培養を行う．

　レジオネラ肺炎については尿中抗原をチェックしたい．間質性陰影であるかどうかは胸部 CT などで確認するのも一つの方法であるが，結核が非常に強く疑われ，呼吸困難もない状態で CT などの検査のため院内を移動させることは，他の患者やスタッフへの曝露リスクを上げるだけなのでひとまず保留でよい．実際には隔離のうえ，喀痰抗酸菌検査を提出し，その結果を待って次の検査などを検討すべきである．

⑤ 確定診断・除外診断を進めよう（追加検査）

表 3：喀痰検査

喀痰 Ziehl-Neelsen 染色	ガフキー 5 号
喀痰結核菌 PCR 法	（＋）
喀痰抗酸菌培養	8 週目に陽性
グラム染色	菌は見えず
細菌培養	（－）

表 4：その他採血など

血液培養 （2 セット）	（－）＊
QFT	（＋）

＊後日判明

不明熱エキスパートの頭の中④

　Ziehl-Neelsen 染色陽性，結核菌 PCR 法陽性なことから診断は確定する．確定診断がついたのでツベルクリン反応は行わずでよいだろう．

 最終診断：排菌している活動性肺結核

表5：肺結核を評価すべき状況

1. 2〜3週間以上の咳に加え以下の症状が1つ以上ある場合：発熱，寝汗，体重減少，喀血
2. 結核のリスクが高い患者で，説明のできない呼吸器症状が2〜3週間以上続く場合
3. HIV感染があり，説明のつかない咳と熱がある場合
4. 結核のリスクが高い患者で，市中肺炎と診断され7日間の治療で改善がみられない場合
5. 結核のリスクが高い患者で，胸部単純X線写真で結核を示唆する所見を認めた場合

高リスクとは：最近の結核曝露，結核菌の検出歴，HIV感染，薬物乱用，糖尿病，ステロイド，免疫抑制剤の使用，慢性腎不全，透析など

(文献2)より改変）

⑥ 不明熱エキスパートの診断・治療戦略

Pitfallはどこにあるか？

今回の症例で言えば，結核を疑うべき状況を知り，結核を鑑別疾患に挙げることが重要であった．鑑別に挙げることができれば，次に行う検査は決まっており，ある程度の評価はできる．特に本症例では喀痰Ziehl-Neelsen染色陽性，結核菌PCR陽性であり，すぐに診断をつけることができた．

"不明熱"で終わらせない一手は何か？

肺炎をみたときには必ず結核の可能性を検討することが大事である．それは肺炎をみたら抗酸菌の検査を絶対に提出するという意味ではない．それではどんなときに肺結核を疑うべきであろうか．臨床的に肺結核を評価すべきとされる状況というものが知られており，表5にて示す．本症例でいえば，結核の既往がある高リスク患者であり，2週間続く発熱，咳，寝汗から1を満たす．さらに言えば肺炎と言われて治療を行ったにもかかわらず，治療に反応しなかったことから4も満たす．積極的に結核のチェックが必要な状況であったと，ここからも言える．

結核が不明熱になる原因として，検査特性の問題も挙げられる．感染臓器にもよるが感度が良い検査がなく，検査結果が陰性の場合に結核を否定することができず，いつまでも結核が鑑別疾患に残ったまま，診断に至らない状況に陥ることがある．他の疾患の確定診断がつけばよいが，そうでない場合には他の鑑別疾患をしっかりと除外したうえで結核の仮診断で治療を行うことも，時には必要になる．

肺結核も診断は難しいときがあり，診断のための検査特性は MEMO で述べる．

📝MEMO 検査特性

- **喀痰抗酸菌染色**

最も簡便で迅速に行える検査である．感度は 50 〜 80％との報告があり[3] 陰性でも肺結核は否定できないことに注意が必要である．陽性の場合でも非結核性抗酸菌の可能性があるため，結核菌の同定が必要になる．また検査を繰り返すことで感度は上げることができ，3 回施行することが勧められている．Ziehl-Neelsen 染色と蛍光法があるが，蛍光法のほうが見落としが少ないとされる．

- **抗酸菌培養検査**

感度 80 〜 85％，特異度 98％との報告がある[3]．ただし確定するまで時間がかかるため実臨床では治療開始後に判明することも多い．確定診断のために必須である．

- **核酸増幅法**

結核菌の核酸を増幅し，菌の存在を同定する検査である．培養陽性をゴールドスタンダードとした場合に感度は塗抹陽性例で 97％，塗抹陰性例では 40％，特異度は 99.3％との報告がある[4]．診断に困るのは塗抹陰性例であるので，塗抹陰性時に PCR 陰性でも否定はできないことになる．

⑦ 症例のその後の経過

排菌している肺結核とのことで隔離のため，専門病院に入院となった．治療経過は良好でその後退院となった．その後の経過については把握できていない

📖『この 1 冊で極める 不明熱の診断学』のここを読もう！

- ➡ P.67 　粟粒結核について記載があり，参考になります！
- ➡ P.245　キノロン系抗菌薬の安易な使用が結核に及ぼす影響について記載があります！

文献

1) 日本結核病学会教育委員会：結核診療の基礎知識, 改訂第4版, 日本結核病学会, 2013
2) Taylor Z, et al：Controlling tuberculosis in the United States. Recommendations from the American Thoracic Society, CDC, and the Infectious Diseases Society of America. MMWR Recomm Rep 54 (RR-12)：1-81. 2005
3) Diagnostic Standards and Classification of Tuberculosis in Adults and Children. This official statement of the American Thoracic Society and the Centers for Disease Control and Prevention was adopted by the ATS Board of Directors, July 1999. This statement was endorsed by the Council of the Infectious Disease Society of America, September 1999. Am J Respir Crit Care Med 161(4 Pt 1)：1376-95. 2000
4) Bergmann JS, Woods GL：Clinical evaluation of the Roche AMPLICOR PCR Mycobacterium tuberculosis test for detection of M. tuberculosis in respiratory specimens. J Clin Microbiol 34(5)：1083-5. 1996

（吉見祐輔）

第Ⅱ章　各論：症例検討編

ケース 15　貧血でも熱は出る？

| 症　例 | 67歳　男性 |

主　訴　発熱

現病歴　3ヵ月前から37℃台前半の微熱が出現し，近医にて感冒薬や抗菌薬を処方されていた．症状が改善せず，同様の処方を数週間ごとにもらうことを繰り返していた．1ヵ月前には別の病院を受診したが，原因ははっきりとしなかった．1週間前に近医を受診し，汎血球減少，LDH高値（WBC 3,300/μL，Hb 5.8 mg/dL，Plt 6.1×10^4/μL，LDH 3,264 U/L）を指摘され，総合内科外来紹介受診となった．

既往歴　慢性閉塞性肺疾患 chronic obstructive pulmonary disease（COPD），乾癬

内服薬　乾癬に対してステロイドを含む外用薬，COPDに対してチオトロピウム（スピリーバ®）吸入

アレルギー　なし

職　業　教員

家族歴　なし

喫　煙　20本/日×46年　1年前に禁煙　**飲　酒**　なし

その他　結核曝露歴なし

身体所見

全身状態は良好，意識清明，血圧：125/71 mmHg，脈拍数：102回/分，呼吸数：11回/分，SpO$_2$：98%（室内気），体温：38.3℃
頭頸部：眼瞼結膜；貧血なし　眼球結膜；黄染なし　甲状腺；腫大なし　扁桃腫大；なし　舌に異常を認めず
胸部：呼吸音；清　心音；左胸骨左縁第4肋間に収縮期雑音あり
腹部：平坦かつ軟で圧痛なし，traube濁音も脾腫は明らかではない
四肢：浮腫なし

皮膚：下腿前面，頭部に軽度の発赤
関節：肩，膝，肘，足，手指に関節炎所見を認めず
表在リンパ節：頸部，腋窩，鼠径すべて触知せず

不明熱エキスパートの頭の中①

　発熱に加え汎血球減少＋LDH高値が判明しており，白血病や悪性リンパ腫などが鑑別に挙がる．身体所見上は表在リンパ節が腫大しておらず，画像検査で縦隔や腹腔内のリンパ節のチェックもしたい．リンパ節腫大がどこにもなければ，血管内リンパ腫も鑑別になる．白血病や悪性リンパ腫，血管内リンパ腫などであれば3ヵ月かけて徐々に悪化してきても矛盾はしない．LDH高値＋貧血は溶血性貧血を疑わせ，血小板減少もあわせると自己免疫性溶血性貧血 autoimmune hemolytic anemia（AIHA）＋特発性血小板減少症 idiopathic thrombocytopenic purpura（ITP）＝Evans症候群が鑑別疾患になる．白血球減少もあり，Evans症候群だけでは説明がつかず，そうなると基礎疾患としての全身性エリテマトーデス systemic lupus erythematosus（SLE）合併も検討が必要だろう．その他汎血球減少を来す疾患としてビタミンB_{12}欠乏や葉酸欠乏，骨髄異形成症候群 myelodysplastic syndrome（MDS）も候補になる．ビタミンB_{12}欠乏で発熱を来すかどうかそういうケースがあるかを調べる必要がある．もし腎機能の悪化があるようであれば，血栓性血小板減少性紫斑病も考えられるが，全身状態も良く，精神症状もないので可能性は高くはない．貧血のパターンをみるために網赤血球とMCVもチェックしたい．貧血，血小板減少に加えLDH高値があることから血球貪食症候群も鑑別になるが，多くの場合，基礎疾患があるため，血球貪食症候群であった場合には基礎疾患の検索も必要になる．重症感染症＋播種性血管内凝固 disseminated intravascular coagulation（DIC）は押さえておく必要はある．commonな感染症である腎盂腎炎や胆管炎，胆嚢炎，憩室炎などのチェックはしておきたいが，症状が乏しいことと，何よりも3ヵ月の経過から可能性は低い．ただし，中途半端な治療による改善と悪化を繰り返していた可能性もあり，評価は必要だろう．そういった意味では感染性心内膜炎も同様である．

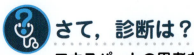

さて, 診断は？
エキスパートの思考を追いながら考えてみよう.

① Review of Systems (ROS) を行う

（−）頭痛, 咳, 痰, 鼻汁, 腹痛, 悪心・嘔吐, 下痢, 関節痛, 排尿時痛, 残尿感
（＋）寝汗, 食思不振
不明：体重減少（もともと計っていないため不明）

② 検査結果

表1：血液検査所見

血算		生化学			
WBC (/μL)	3,000 L	TP (g/dL)	6.05 L	Glu (mg/dL)	108
Neut (%)	60.1	Alb (g/dL)	4.16	Na (mmol/L)	135
Lymph (%)	33.2	CK (IU/L)	11	K (mmol/L)	4.2
Mono (%)	2.7	AST (IU/L)	66 H	Cl (mmol/L)	98
Eos (%)	4.0	ALT (IU/L)	25	T-Bil (mg/dL)	2.51 H
Baso (%)	0.0	LDH (IU/L)	3,006 H	CRP (mg/dL)	0.20
目視	芽球なし	ALP (IU/L)	124	Fe (μg/dL)	180
RBC (×10⁴/μL)	129 L	γ-GT (IU/L)	24	TIBC (μg/dL)	231
目視	大小不同	Cr (mg/dL)	0.77	UIBC (μg/dL)	51
Hb (g/dL)	5.3 L	BUN (mg/dL)	14.3	フェリチン (ng/mL)	253
MCV (fL)	120.9 H	Amy (IU/L)	39		
Ht (%)	15.6	H：高値, L：低値			
網赤血球 (‰)	24				
Plt (×10⁴/μL)	3.3 L				

表2：尿検査

尿潜血	(−)
尿蛋白	(−)
赤血球（/HPF）	＜1
白血球（/HPF）	1〜4
円柱	(−)

表3：凝固

PT-INR	1.1
APTT（秒）	36.4
Fib（mg/dL）	232.0

胸部単純X線写真：異常所見を認めず．
胸腹骨盤部造影CT（所見乏しいため画像なし）：肺底部に気腫性変化あり，腋窩・縦隔・腹腔内・鼠径のリンパ節腫大なし，脾腫なし，肝膿瘍や腎膿瘍もなし．

③ 発熱患者の状況を Problem List にまとめよう

Problem List

- ☐ 1 3ヵ月続く発熱
- ☐ 2 寝汗
- ☐ 3 汎血球減少（MCV120 fL，網赤血球24‰，破砕赤血球）
- ☐ 4 LDH高値
- ☐ 5 T-Bil上昇（直接，間接については未検査）
- ☐ 6 肺気腫（抗コリン作動薬の吸入）
- ☐ 7 乾癬（ステロイド外用にてコントロールは良好）

不明熱エキスパートの頭の中②

　悪性リンパ腫は鑑別に残り，肝脾腫やリンパ節腫大を認めないことから血管内リンパ腫も考えざるをえない．貧血＋LDH高値があり溶血性貧血も疑うが，網赤血球が絶対数3万程度と少なく赤血球産生の低下が示唆される．それをふまえると末梢血に出た赤血球が破壊される溶血性貧血よりも，末梢血に放出される前に骨髄内で破壊される無効造血を来す病態が考えやすい．大球性貧血もありビタミン B_{12} 欠乏，葉酸欠乏による巨核芽性貧血やMDSが鑑別になる．SLE＋AIHA＋ITPも尿蛋白などなくても否定はできず，鑑別に残る．破砕赤血球は認められず，TTPの可能性はさらに下がる．尿検査，採血検査，画像検査から尿路感染症，胆管炎，胆嚢炎，憩室炎などは否定される．感染性心内膜炎は血液培養をとるまでは否定できないだろう．FDPを測定しておらず，DICについては何とも言えない．

📝MEMO エキスパートが使っている EBM 豆知識

　網赤血球をみて骨髄が正常に反応しているかどうかをみる方法はいくつかあるが，筆者は絶対数 10 万/μL を使用している．10 万以上あれば正常に反応していると判断される[1]．ほかにも網赤血球指数などもあり，参考にできる．

④ 鑑別診断は？

　悪性リンパ腫，ビタミン B_{12} 欠乏，葉酸欠乏，MDS，SLE±AIHA＋ITP，感染性心内膜炎＋DIC．

不明熱エキスパートの頭の中③

　悪性リンパ腫についてであるが，リンパ節生検は採取できる部分がなく，まずは骨髄生検をしたい．骨髄生検では他にビタミン B_{12} 欠乏や MDS の評価に役立つ．そのうえで，必要に応じてランダム皮膚生検など予定していくことになる．ビタミン B_{12} 欠乏，葉酸欠乏は過分葉核好中球の存在の確認が診断に役立つ．確定のためにはビタミン B_{12}，葉酸の血中濃度を評価する必要があるが，結果が出るまで時間がかかるため，検体採取後は治療を開始する．SLE＋AIHA＋ITP は抗核抗体（ANA），補体，直接クームス試験などで評価できる．ハプトグロビンも溶血性貧血時に下がるため確認しておく．感染性心内膜炎は血液培養で評価しよう．

⑤ 確定診断・除外診断を進めよう（追加検査）

表 4：血液検査

過分葉核好中球	（＋）	抗核抗体（ANA）（倍）	＜40	上限 40
ハプトグロビン（mg/dL）	10 未満	ビタミン B_{12}（pg/mL）	50	180〜914
直接クームス試験	（−）	葉酸（ng/mL）	5.8	下限 4
間接クームス試験	（−）	血液培養	（−）	

- 骨髄生検：骨髄は過形成．幼若な赤芽球が多い．megaroblastic change を認め，核の成熟不全が目立つ．成熟好中球には，過分葉のものが散見される．

不明熱エキスパートの頭の中④

　MCV＞120，末梢血に過分葉核好中球があり，骨髄生検にて megaroblastic change があることから，ビタミン B_{12} 欠乏が非常に強く示唆される．葉酸欠乏の場合もありうる．補充を行いつつ確定診断のため，血中濃度の結果を待つ．ハプトグロビン低値は溶血性貧血でも来すが，ビタミン B_{12} 欠乏などによる無効造血でも起こるため，矛盾はしない．クームス試験陰性，ANA 陰性であることから SLE＋AIHA＋ITP は否定される．その後ビタミン B_{12} 低値，葉酸正常の結果が判明して確定診断となった．

最終診断：ビタミン B_{12} 欠乏による巨赤芽球性貧血

⑥ 不明熱エキスパートの診断・治療戦略

Pitfall はどこにあるか？

　溶血性貧血もしくは巨赤芽球性貧血のときに発熱を来すことがあるのを知っているかどうかだろう．実際のところ溶血性貧血の急性発症時に発熱を来すことはよく言われているし，巨赤芽球性貧血でも 40 ～ 65％で発熱を来し，時には高熱を来すこともある[2]．知ってさえいれば大球性貧血，血小板減少，LDH 高値などから鑑別疾患に挙げることは容易であろう．逆に知らない場合には，発熱があるので溶血性貧血や無効造血ではないのだろうと判断してしまう可能性があるので注意が必要である．

"不明熱"で終わらせない一手は何か？

　一つは巨赤芽球性貧血で発熱を来すことを知っていることである．しかし知らない知識があることは実臨床ではよくあることであり，知らない場合にどうするかということも重要である．本症例では汎血球減少という比較的診断を絞りやすい Problem があり，鑑別疾患はのリストは作りやす

い．その中にビタミン B_{12} 欠乏による巨赤芽球性貧血が鑑別に挙がった時点で，この疾患で発熱を来すのかどうか調べることが重要であると考える．要は Problem List から鑑別疾患を挙げた後に，その疾患がすべての Problem List を説明できるかどうかチェックすることが必要で，すべての Problem が説明できる鑑別疾患は正しい診断である可能性が高いということだ．現代ではインターネットを通じて質の高い文献を探すことができるのだから，そういった意味では診断はしやすいと言える．

その他ビタミン B_{12} 欠乏の場合，亜急性連合性脳脊髄炎のような神経障害を来すことも知られている．しかし，貧血が合併しない神経症状を来すこともあるし，神経症状の合併しない貧血を来すこともあるので注意が必要である．

✎MEMO エキスパートが使っている EBM 豆知識

- 診断のための検査

ビタミン B_{12} 欠乏による巨赤芽球性貧血の診断にはいくつかポイントがある．

MCV＞120 fL は巨赤芽球性貧血（ビタミン B_{12} 欠乏または葉酸欠乏）に特徴的とされる[3]．ただし，それだけでは B_{12} 欠乏と葉酸欠乏の区別は困難である．

過分葉核好中球も参考になるが，感度・特異度ははっきりしない．

ビタミン B_{12}＞300 pg/mL で正常，ビタミン B_{12}＜200 pg/mL で不足と判断する[4]．その間の場合には追加の検査が必要でホモシステインやメチルマロン酸を測定する必要がある（検査会社の基準値と，欠乏を判断するためのカットオフ値は異なる）．詳細は成書参照のこと．

葉酸の場合は葉酸＞4 ng/mL で正常，葉酸＜2 ng/mL で不足と判断する．その間の場合の追加検査については成書参照のこと．

⑦ 症例のその後の経過

入院後ヒドロキソコバラミン（フレスミン S® 注射液）1,000 µg の点滴を連日行った．治療3日目にはすでに解熱が得られた．治療5日目で WBC 3,800/µL，Hb 6.0 g/dL，Plt 3.2×10^4/µL と血球の大きな上昇は認

めなかったが，網赤血球数は $33 \times 10^4/\mu L$ と著明に増加しており，造血が回復していることが示唆された．メチルコバラミン（メチコバール®）1,500 μg/日内服に切り替え退院となった．治療開始後1ヵ月で血球はすべて正常化していた．経過中，上部消化管内視鏡検査を行い，萎縮性胃炎が認められ，これが原因であったと考えられた．入院時にみられた収縮期雑音は貧血の改善とともに消失し，貧血に伴うものであったと考えられた．内因子抗体は治療方針に影響しないこと，保険適用がないことから行わなかった．ちなみに治療はビタミン B_{12} 製剤の非経口投与が基本であるが，内服投与でも可能という意見もある．

　文献的にはビタミン B_{12} 補充後24～72時間で解熱が得られるとされている[2]．

文献

1) 岡田　定（編）：デキレジ step2 聖路加チーフレジデントがあなたをデキるレジデントにします．第3章．医学出版，2011
2) Chakrabarti S：A curious case of Fever and hyperpigmentation. J Clin Diagn Res 9(1)：OD01-3. 2015
3) 張替秀郎：貧血の鑑別診断と専門医へ紹介すべき貧血．101(7)：1913-8. 2012
4) Matchar DB, et al：Performance of the serum cobalamin assay for diagnosis of cobalamin deficiency. Am J Med Sci 308(5)：276-83. 1994

　　　　　　　　　　　　　　　　　　　　　　　　　　　　（吉見祐輔）

ケース 16 やはり血液培養は基本

| 症　例 | 38歳　男性 |

| 主　訴 | 発熱，倦怠感 |

| 現病歴 | 2ヵ月ほどミャンマーで仕事をしていた．帰国5日後から倦怠感があり，39℃の発熱を認めた．翌日40℃になり，近医受診，インフルエンザ検査は陰性であった．解熱薬を処方されたがその後も改善なく，その翌日救急外来受診．随伴症状は軽度の頭痛程度であった．

| 既往歴 | なし
| 内服薬 | なし
| アレルギー | なし
| 家族歴 | なし
| 喫　煙 | なし　　| 飲　酒 | なし

| 身体所見 |

全身状態は比較的元気，意識清明，血圧：110/71 mmHg，脈拍数：102回/分，呼吸数：12回/分，SpO$_2$：98％（室内気），体温：36.3℃

頭頸部：眼瞼結膜；貧血なし　眼球結膜；黄染なし　甲状腺；腫大なし　扁桃；腫大なし

胸部：呼吸音；清　心音；雑音を認めず

腹部：平坦，軟で圧痛を認めず．右季肋部叩打痛なしだが2横指肝臓を触知．触診では脾腫ははっきりとせず

四肢：浮腫なし

皮膚：紫斑や紅斑なし

関節：肩，膝，肘，足，手指に関節炎所見を認めず

表在リンパ節：頸部，腋窩，鼠径すべて触知せず

不明熱エキスパートの頭の中①

　海外渡航者の帰国後の発熱である．まずは命を脅かすような状況であるかどうかを判断する．qSOFA〔quick sequential（sepsis related）Organ Failure Assessment〕による評価を勧めている review もある[1]．本症例では意識清明で，血圧低下や頻呼吸もなく qSOFA は 0 点であり，落ち着いて評価すればよい．まずは病歴聴取が重要で，渡航歴，目的，滞在地，食事の内容，蚊に刺されたかどうか，マラリアの化学予防をしていたか，渡航前に現地で流行している疾患のワクチン接種をしたか，動物との接触，性行為の有無，免疫の低下するような基礎疾患を持っていないかなどは確認したい．渡航歴と発熱のタイミングから，この患者さんに何らかの感染症があるとして潜伏期間は 2 ヵ月〜6 日までとなり，ここから鑑別疾患を絞るのは難しい．ミャンマーで流行している疾患からも鑑別を絞ることができ，厚生労働省検疫所（FORTH）（http://www.forth.go.jp/）や米国疾病予防管理センター（CDC）（https://www.cdc.gov/）のホームページが役に立つ．その他 common な疾患である尿路感染症や気道感染を忘れないこと，渡航と関係ない感染性，非感染性の疾患についても検討は必要である[2]．

📝MEMO qSOFA について

- 意識状態の変化
- 収縮期血圧 100 mmHg 以下
- 呼吸数 22/ 分以上

　以上の 3 項目をチェックする．2 項目以上で敗血症とされ，ベッドサイドで簡便かつ迅速に評価できるバイタルサインがその項目となっていることが特徴である．帰国者の発熱の場合にも 2 点以上で重症例として対応することが勧められている[1]．

 さて，診断は？

エキスパートの思考を追いながら考えてみよう．

① Review of Systems (ROS) を行う

(−) 寝汗，食思不振，体重減少，頭痛，咳，鼻汁，悪心・嘔吐，腹痛，下痢，関節痛，排尿時痛，残尿感，ワクチン接種，動物との接触
(+) 海外での性行為（ただし同行の日本人とのみ），現地で蚊に刺されている
食事の内容，滞在地の具体的な情報は確認されていなかった．

- FORTHでミャンマーを調べると，サルモネラ，腸チフス，腸炎ビブリオ，大腸菌，キャンピロバクター，細菌性赤痢，コレラ，アメーバ赤痢，デング熱，チクングニヤ熱，日本脳炎のリスクが記載されている．農村部や一部の州では熱帯熱マラリアのリスクが1年中あるが，都市部ではリスクがないとも記載がある．

② 検査結果

表1：血液検査所見

血算			生化学			
WBC (/μL)	11,000 H		TP (g/dL)	7.77	BUN (mg/dL)	8.6
RBC (×10⁴/μL)	529		Alb (g/dL)	4.19	Amy (IU/L)	53
Hb (g/dL)	16.3		CK (IU/L)	41	Glu (mg/dL)	119
MCV (fL)	88.3		AST (IU/L)	92 H	Na (mmol/L)	131
Plt (×10⁴/μL)	14.6 L		ALT (IU/L)	70 H	K (mmol/L)	3.8
			LDH (IU/L)	376 H	Cl (mmol/L)	96
			ALP (IU/L)	381 H	T-Bil (mg/dL)	0.7
			Cr (mg/dL)	0.84	CRP (mg/dL)	15.09 H

H：高値，L：低値

表2：尿検査所見

尿潜血	(−)
尿蛋白	(−)
赤血球 (/HPF)	<1
白血球 (/HPF)	<1

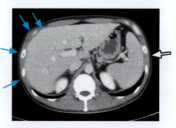

図1：腹部骨盤単純CT
肝腫大（→），脾腫（⇨）．

- 胸部単純 X 線写真：異常所見を認めず．
- 腹部骨盤単純 CT（図1）：軽度の肝脾腫あり．腹腔内リンパ節腫大は認めず．

③ 発熱患者の状況を Problem List にまとめよう

Problem List
- [ ] 1　発熱（3日目）
- [ ] 2　ミャンマーへの長期滞在
- [ ] 3　混合性肝障害
- [ ] 4　肝脾腫
- [ ] 5　蚊

不明熱エキスパートの頭の中②

　潜伏期から疾患を絞ることは難しい．肝障害があり，頸部リンパ節腫大や扁桃炎の所見はないものの EB ウイルスやサイトメガロウイルス（CMV）は候補になる．これは国内外どちらでも感染しうる．性行為についてはデリケートな質問であり，病歴聴取があてにならないこともある．患者が本当のことを言っておらず現地で売買春などの性行為があれば，急性 HIV 感染症も鑑別になる．病歴を信じるかどうかである．肝障害の程度も軽く，黄疸もないので A 型肝炎や B 型肝炎の可能性は低い．B 型肝炎は肝障害が目立つ前に関節炎，皮疹，発熱を来すことがあるが，症状が合わずこれも否定的である．流行地域であることと蚊に刺されていることからデング熱，チクングニヤ熱も鑑別になる．皮疹ははっきりしないこともあるので否定はできない．ミャンマーの都市部のみの滞在であればマラリアは考えずともよいようだが，確認ができておらず，鑑別に入れる．腹痛もなく下痢もないので腸炎を来す疾患は基本的には否定的であるが，腸チフス，パラチフスは腹部所見や消化器症状が目立たないことがよくあり，鑑別に残る．その他 common な疾患である上気道感染，肺炎，憩室炎や虫垂炎，胆管炎は検査所見や画像所見などから否定される．

④ 鑑別診断は？

EBウイルス，CMV，デング熱，チクングニヤ熱，チフス，パラチフス，A型肝炎，B型肝炎，マラリアA型肝炎，B型肝炎あたりは念のためといったところである．

不明熱エキスパートの頭の中③

EBウイルスやCMVは血清学的に診断できるので抗体を提出する．異型リンパ球も提出しておく．急性ヒト免疫不全ウイルスhuman immunodeficiency virus（HIV）感染症は病歴を信じてまずは検査保留とする．異型リンパ球がみられて，EBウイルス，CMV陰性であれば検査をしよう．デング熱，チクングニヤ熱は可能であれば抗体もしくは抗原検査を提出したい．マラリアは塗抹検査で原虫を確認する．A型肝炎はIgM抗体を，B型肝炎はHbs抗原を確認する．チフス，パラチフスは血液培養，便培養で評価できる．

⑤ 確定診断・除外診断を進めよう（追加検査）

表3：血液検査

EBV VCA-IgM（ELISA）	0.0（−）
EBV VCA-IgG（ELISA）	4.3（+）
EBNA-IgG（ELISA）	2.8（+）
異型リンパ球	（−）
CMV-IgM	（−）
CMV-IgG	（−）
HA抗体IgM（CLIA）	< 0.40
HBsAg	（−）
HCV抗体	（−）
マラリア原虫塗抹検査	3回（−）
血液培養	グラム陰性桿菌検出
便培養	大腸菌

チクングニヤ熱やデング熱は当時保健所に依頼するしかなく，日曜日にER受診したこともあり，その他の検査の結果次第で行う予定であった．

不明熱エキスパートの頭の中④

　EBウイルス，CMV，A型肝炎，B型肝炎，マラリアは否定された．血液培養でグラム陰性桿菌 gram-negative rods（GNR）が検出されたことからGNR菌血症までは診断ができた．GNR菌血症を起こす疾患としては，尿路感染症，憩室炎，虫垂炎，胆管炎，胆嚢炎などがよくある疾患であるが，これまでの検討でこれらの疾患は否定されている．となると，やはり海外渡航者ということも含めて，チフス，パラチフスが候補の筆頭である．菌名の確定を待ちつつ，抗菌薬治療を行う．

　その後血液培養の菌名が *Salmonella paratyphi* A（ナリジクス酸耐性）と判明．

 最終診断：パラチフス

⑥ 不明熱エキスパートの診断・治療戦略

Pitfall はどこにあるか？

　抗菌薬投与前に血液培養を採取できるかどうかがPitfallになるだろう．もし採取前に抗菌薬が使用されていた場合には，血液培養の検出率が低下し診断に至らなくなった可能性がある．その場合には治療にも難渋することになる．

"不明熱"で終わらせない一手は何か？

　一手では説明しづらいのではあるが，海外からの帰国者の発熱を診るうえで重要なのは，やはり病歴と症状と身体所見である．病歴聴取では通常の問診に加え渡航歴，目的，滞在地，曝露歴，ワクチン接種歴などを確認する．渡航歴と発熱のタイミングからは潜伏期間が推定でき，またFORTHなどのホームページを確認し現地で流行している疾患を調べることで，鑑別疾患を絞ることができる．潜伏期間による鑑別は，『この1冊で極める　不明熱の診断学』p.17に記載がある．滞在地については，国だけでなく都市名や，田舎もしくは都市部なのかどうかも含めて聞く．都市部ではデング熱のリスクはあるがマラリアのリスクは低いことが多い．曝露歴は蚊，ダニ，ツェツェバエ，サシガメなどの虫，動物との接触，どん

表4：曝露歴と関連する疾患

加熱が不十分な料理	コレラ，サルモネラ，チフス，パラチフス，旋毛虫症
処理されていない水	コレラ，A型肝炎，サルモネラ，チフス，パラチフス
低温殺菌されていない乳製品	ブルセラ症，結核
淡水	レプトスピラ症，住血吸虫症
性行為	軟性下疳，淋菌，B型肝炎，HIV，梅毒
動物	ブルセラ症，ペスト，Q熱，狂犬病，野兎病
虫	
蚊	デング熱，ジカ熱，マラリア
ダニ	リケッチア，野兎病
サシガメ	アメリカトリパノソーマ
ツェツェバエ	アフリカトリパノソーマ

すべてを確認するのではなく，滞在地で起こりうる疾患を考慮して聴取する．
(文献2) より引用改変)

な水を飲んだか，どんな食物を食べたか（場所，生野菜など），性行為の有無などを聞く．ただし，虫に刺された自覚がなくても実際に刺されていることはあるため，問診だけで除外することは難しい．デリケートな問題，特に性行為に関することは本当のことを話していない可能性も考慮する．表4に曝露歴と関連する疾患を示す．

身体所見では神経症状，肝脾腫，皮膚などが役立つことがあるが，すべてを解説するのは難しく，引用文献などを参考にしてほしい．ばら疹はチフス，パラチフスに特徴的であるが非常にまれとされる[3]．

症状に応じた鑑別疾患を表5に示す．もちろん，渡航先でのリスクも含めて鑑別疾患を絞る必要がある．

ほかに注意すべき点として，マラリアの検査と血液培養の重要性がある．発熱以外症状のないマラリアもあり，流行域からの帰国者であればマラリアは必ずチェックする．塗抹検査に加え，保険適用外ではあるが迅速診断キットも利用できる．マラリアの種類や検査の詳細は教科書などを参考にしてほしい．血液培養も非常に重要である．チフス，腸チフスも特異的症状が乏しく診断が難しいことがある．MEMOにあるように骨髄液培養の感度は比較的高いが施設によっては施行が難しいだろう．その点血液培養は感度が下がるものの，行いやすい検査であり必ず行う．もし鑑別疾

表5：症状に応じて考えられる疾患

発熱＋黄疸	除外すべき疾患	レプトスピラ，重症マラリア，出血熱，黄熱病，重症デング熱
	考慮すべき疾患	ウイルス性肝炎（A，B，C，E），EBウイルス，CMV，胆管炎
発熱＋腹痛，下痢なし	どこでも起こりうる疾患	虫垂炎，尿路感染症，胆嚢炎，胆管炎，膵炎
	渡航歴と関連	チフス，パラチフス，ジアルジア，吸虫による胆管炎，アメーバ肝膿瘍
発熱＋下痢	commonな原因	旅行者下痢症，ジアルジア，クリプトスポリジウム下痢症，キャンピロバクター，赤痢，サルモネラ，腸管アメーバ
発熱＋呼吸器症状		インフルエンザ，肺炎，中東呼吸器症候群，麻疹　まれなものとしてQ熱，オウム病，レプトスピラ，類鼻疽など

（文献1）より引用改変）

患に挙げていなくても，血液培養をとっておけば診断がつく可能性がある．こんな役立つ検査がほかにあるだろうか．

✎MEMO エキスパートが使っているEBM豆知識
・診断のための検査

　チフス，パラチフスの診断には細菌培養が有効である．ただし感度は必ずしも良くはない．直腸スワブ培養で35.6％，血液培養で54.2％，骨髄穿刺液で85.6％との報告もある[4]が，報告によりばらつきがある．尿培養や一部の患者でみられるばら疹の培養でも検出できることがある．感度が高くないため培養陰性でも否定はできず，臨床的に診断せざるをえないこともある．血清学的診断については精度が高くないため，あまりあてにはならない．迅速抗体検査もあるが，日本では保険適用がない．

⑦ 症例のその後の経過

　GNR菌血症判明後タゾバクタム／スルバクタムの点滴で治療を行ったが，パラチフスの菌名が確定した時点で，感受性を確認のうえレボフロキサシン500 mg内服に変更となった．しかし，その後も発熱が続き，腹痛や下痢が出現した．治療開始後1週間経過しても解熱がなく，下痢腹痛が

あり，治療無効例と判断した．まだ耐性菌かどうかはわからなかったがその原因としてナリジクス酸耐性株の可能性が高いと判断し，検査追加のうえセフトリアキソン点滴を追加した．その後ナリジクス酸耐性が判明し，セフトリアキソンによる治療を継続したところ，徐々に腹痛，下痢は改善し，解熱も得られた．計2週間の治療を行った．

注）以前は感受性試験でチフス，パラチフスでキノロン感受性ありとされるにもかかわらず臨床的に治療無効例，抵抗例が存在して，その評価にナリジクス酸耐性が用いられていた．ナリジクス酸耐性であればキノロン低感受性として他の抗菌薬を使用する必要があった．現在は感受性試験のブレイクポイントが変更されており，そのような配慮は不要になった．

『この1冊で極める **不明熱の診断学**』のここを読もう！

- P.14 「海外渡航者の「不明熱」」 海外渡航者の「不明熱」についてまとめられています！
- P.98 「マラリア」 マラリアの症状，診断について述べられています！
- P.136 「海外で蚊に刺されませんでしたか？」 蚊媒介疾患についての簡単な説明と病歴聴取の必要性が述べられています！
- P.210 血液培養に関して詳しく書かれています！

文献

1) Thwaites GE, Day NP：Approach to Fever in the Returning Traveler. N Engl J Med 376(6)：548-60. 2017
2) Lo Re V 3rd, Gluckman SJ：Fever in the returned traveler. Am Fam Physician 68(7)：1343-50. 2003
3) Spoil C, et al：Fever of unknown origin in the returning traveler. Infect Dis Clin North Am 21(4)：1091-113. 2007
4) Hoffman SL, et al：Duodenal string-capsule culture compared with bone-marrow, blood, and rectal-swab cultures for diagnosing typhoid and paratyphoid fever. J Infect Dis 149(2)：157-61. 1984

〈吉見祐輔〉

第Ⅱ章 各論：症例検討編

ケース 17 慢性の高 CRP 血症

症　例	44 歳　男性

症　例　44 歳　男性
主　訴　倦怠感と貧血と CRP 高値
現病歴　数年前から近医にて CRP が 5〜7 mg/dL 程度の高 CRP 血症を指摘されていた．1 年前の健診では貧血を指摘されていたが，精査はされなかった．自覚症状は乏しく，軽度倦怠感を認めるのみであった．今年の健診でも貧血の進行が指摘された．1 週間前に近医にて CRP が 16.2 mg/dL と指摘され，紹介受診となった．
既往歴　痛風，現時点では熱の自覚はなかった
内服薬　なし
アレルギー　なし
職　業　サラリーマン
家族歴　なし
喫　煙　なし　**飲　酒**　なし
その他　結核曝露歴なし，体重減少あり，寝汗あり
身体所見
意識清明，血圧：127/92 mmHg，脈拍数：95 回/分，呼吸数 16 回/分，SpO_2：99％，体温：37.4℃
頭頸部：眼瞼結膜；貧血なし　眼球結膜；黄染なし　甲状腺；腫大なし　扁桃；腫大なし
胸部：呼吸音；清　心音；整，雑音なし
腹部：平坦かつ軟で圧痛なし
四肢：浮腫なし
皮膚：紫斑や皮疹なし
表在リンパ節：頸部，腋窩，鼠径に最大 1 cm 程度のリンパ節が散在

不明熱エキスパートの頭の中①

　体重減少，微熱，寝汗，おそらく全身のリンパ節腫大があることから，悪性リンパ腫やサルコイドーシス，結核性リンパ節炎が考えられる．一般的な採血や尿検査の結果次第ではSLEなども鑑別に挙げる必要がある．前医での詳細な血液検査は不明であるが，貧血とCRP上昇が数年前からあることを考慮すると数年単位でくすぶる病態が考えられ，そうなると低悪性度のリンパ腫，サルコイドーシスのほうが結核より可能性は高い．多発性の結核性リンパ節炎であればHIV感染合併の可能性が高く，そういった状況で年単位の経過をたどることは考えにくく，曝露歴がないことと併せると結核の可能性はさらに下がる．ただ，低悪性度の悪性リンパ腫としても，1年以上くすぶり続けて他の症状の進展がないのは疑問である．通常のウイルス感染であればここまで慢性の経過はとらないと考えられる．慢性活動性EBウイルス感染症などであれば可能性は残るが，肝障害の確認が必要になる．身体所見ですでに全身のリンパ節腫大が疑われており，実際にリンパ節でよいのかどうか，広がりのチェックのため全身造影CTは早期に行いたい．

 さて，診断は？
エキスパートの思考を追いながら考えてみよう．

① Review of Systems（ROS）を行う

- （−）頭痛，咳，痰，鼻汁，腹痛，悪心・嘔吐，下痢，関節痛，排尿時痛，残尿感
- （＋）体重減少，寝汗

② 検査結果

表1：血液検査所見

血算			生化学			
WBC（/μL）	8,400 H		TP（g/dL）	9.58 H	BUN（mg/dL）	14.3
RBC（×10⁴/μL）	403		Alb（g/dL）	2.58 L	Amy（IU/L）	443 H
Hb（g/dL）	9.7 L		CK（IU/L）	26	リパーゼ（IU/L）	20
MCV（f/L）	76.2 L		AST（IU/L）	20	Glu（mg/dL）	94
Plt（×10⁴/μL）	15		ALT（IU/L）	20	Na（mmol/L）	135
			LDH（IU/L）	131	K（mmol/L）	4.3
			ALP（IU/L）	626 H	Cl（mmol/L）	102
			γ-GT（IU/L）	124 H	T-Bil（mg/dL）	0.45
			Cr（mg/dL）	0.99	CRP（mg/dL）	15.97 H

H：高値，L：低値

表2：尿検査所見

尿潜血	（3+）
尿蛋白	（1+）
赤血球（/HPF）	50～99
変形赤血球	（+）
白血球（/HPF）	1～4
円柱	（−）

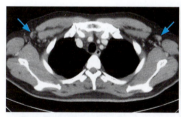 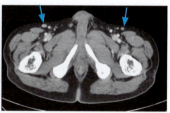

図1：胸腹骨盤部造影CT

腋窩リンパ節腫大，鼠径リンパ節腫大を認める（→）．その他肝脾腫，腹部大動脈周囲のリンパ節腫大を認めた．胸水，腹水は認めず．

③ 発熱患者の状況を Problem List にまとめよう

Problem List
- ☐ 1　倦怠感
- ☐ 2　体重減少
- ☐ 3　寝汗
- ☐ 4　1年以上の持続する高CRP血症
- ☐ 5　1年前から指摘されている小球性貧血
- ☐ 6　高TP，低Alb
- ☐ 7　高ALP，高γ-GT
- ☐ 8　高Amy，リパーゼ正常
- ☐ 9　尿蛋白1+
- ☐ 10　尿中赤血球，変形赤血球あり
- ☐ 11　全身リンパ節腫大
- ☐ 12　肝脾腫

不明熱エキスパートの頭の中②

　体重減少，貧血，TP高値，Alb低値は慢性炎症を示唆する．ただ，TP/Alb解離はM蛋白を示唆している可能性もあり，グロブリンチェックや蛋白免疫電気泳動を行いたい．尿蛋白，変形赤血球は腎機能の悪化はなくとも糸球体腎炎を示唆するため，鑑別に血管炎，特に顕微鏡的多発血管炎や，Wegener肉芽腫症，Churg-Strauss症候群などの小血管炎を加えたい．ANCAの測定に加え，腎生検が必要になるだろう．サルコイドーシスも腎障害を来すことがあり鑑別に残るが，これもリンパ節生検で評価できる．貧血，腎障害からは全身性エリテマトーデス systemic lupus erythematosus（SLE）も鑑別になるので抗核抗体（ANA）はチェックしておきたい．経過が長すぎるが不明熱，糸球体腎炎からは感染性心内膜炎もチェックが必要で，血液培養の採取が必須である．リンパ節腫大がはっきりとあり，悪性リンパ腫はやはり鑑別のトップになるが，1年以上くすぶることがあるかは自信がない．むしろCastleman病などのほうがしっくりくる．どちらにせよリンパ節生検で片がつく．結核も可能性は低いとは思うが，これまでに挙げた疾患の治療が免疫抑制に働くことを考えると，評価が必要になる．

④ 鑑別診断は？

　悪性リンパ腫，Castleman病，サルコイドーシス，SLE，血管炎（顕微鏡的多発血管炎や，Wegener肉芽腫症，Churg-Strauss症候群），結核．

不明熱エキスパートの頭の中③

　ある程度鑑別疾患が立てられたら，それぞれの疾患ですべてのProblemを説明できる病態仮説が成り立つかを検討する．矛盾なく説明のできる仮説があればその疾患である可能性は非常に高い．血管炎は腎病変，慢性炎症の説明がつくが，全身性のリンパ節腫大を起こすだろうか？　一応報告はあり，可能性はある．悪性リンパ腫で腎障害を起こすことはあるだろうか？　高Ca血症など，パラプロテインによるものなど報告はあるのでこれも可能性はある．Castleman病でも報告があるので，どれも甲乙つけがたい．やはりリンパ節生検と腎生検が鍵になるだろう．Castleman病診断の参考のため，IL-6やHIV抗体，HHV-8のチェックはしておきたい．
　結核についてはT-spotを提出しておく．肝病変はなく，痰も出ないので痰の提出は難しい．胃液，肝生検などの検査は他の検査の結果をみてから考えることとする．

⑤ 確定診断・除外診断を進めよう（追加検査）

表3：血液検査

IgG（mg/dL）	3,495
IgG4（mg/dL）	625
IgA（mg/dL）	895
IgM（mg/dL）	403
M蛋白	（−）
IL-6（pg/mL）	38.9
HHV-8 DNA	＜2.0×10
抗核抗体（ANA）	40未満
p-ANCA	1未満
c-ANCA	1未満
T-spot	（−）
血液培養（2セット）	（−）

- 腋窩リンパ節生検：胚中心を伴ったリンパ濾胞が散在し，濾胞間・傍皮質や髄質に多数の形質細胞の浸潤を認めた．以上からCastleman病 plasma cell type（PCtype）と診断．
- 腎生検：糸球体にIgAの沈着を認めた．

不明熱エキスパートの頭の中④

　血液培養陰性であり，感染性心内膜炎は否定された．ANCA陰性で腎生検でも血管炎を示唆する所見はなく血管炎は否定された．リンパ節生検でも腎生検でも肉芽腫を認めず，サルコイドーシスは否定された．T-spot陰性，リンパ節生検で肉芽腫を認めないことから結核も否定された．ANA 40未満であり全身性エリテマトーデス systemic lupus erythematosus（SLE）もほぼ否定的である．リンパ節でCastleman病PCtypeが出ていることとHIV抗体陰性，HHV-8陰性なことから診断はCastleman病と確定した．またIgG4関連疾患は鑑別になるがCastleman病そのものでもIgG4は上昇し，CRP高値，小球性貧血，IL-6高値を伴うときにはCastleman病の可能性を強く考える[1]とされており，組織でもIgG4は認めなかったことから否定できる．

最終診断：HHV-8 negative multicentric Castleman病

⑥ 不明熱エキスパートの診断・治療戦略

Pitfallはどこにあるか？

　Castleman病の存在と，どのような疾患であるのかを知っているかどうかである．知らなければ鑑別疾患の候補に挙げることは難しい．

"不明熱"で終わらせない一手は何か？

　Castleman病の病像を知ることがまず大事である．症状は多岐にわたるが倦怠感，発熱，体重減少，寝汗，リンパ節腫脹，皮疹，腹部膨満，浮腫などがある．これらに加えて，多クローン性高γグロブリン血症，小球性貧血，血小板増多，LDH増多，Alb低値などが検査でよくみられる．肺病変や腎病変を合併することもある．これらの症状，検査所見をみたときに疑うことが重要である．病勢の進行はさまざまで急性の経過をたどることもあれば，年単位で進むこともある．この症例のように数年単位で炎症や貧血が認められる場合には積極的に疑ってもよいと考えている．ただし，急性経過の場合に否定できるという意味ではない．また，確定のため

にはリンパ節生検による病理学的診断と，除外診断の組み合わせが必要になるのでリンパ節生検は必須である．

✏️MEMO エキスパートが使っている EBM 豆知識

参考までに表4に診断基準案を示す．

表4：診断基準案

A
①腫大した 1 cm 以上のリンパ節を認める ②リンパ節または臓器の病理所見が以下に合致 1) 硝子血管型　2) 形質細胞型　3) 混合型
B リンパ節腫大をして以下の疾患を除外
1　悪性腫瘍：血管免疫芽球性 T 細胞リンパ腫，ホジキンリンパ腫，腎癌など 2　感染症：非定型抗酸菌症，ネコひっかき病，リケッチア，トキソプラズマ，伝染性単核球症，慢性活動性 EB ウイルス感染症，急性 HIV 感染など 3　自己免疫疾患：SLE，関節リウマチ，シェーグレン症候群など 4　その他：IgG4 関連疾患，サルコイドーシスなど

A および B を満たすものを Castleman 病とする．
（文献 1）より引用）

⑦ 症例のその後の経過

プレドニゾロン（プレドニゾロン®）15 mg＋トシリズマブ（アクテムラ®）500 mg を 2 週間ごとで治療を開始した．倦怠感や貧血は改善し，尿中赤血球と尿蛋白も消失し，プレドニゾロンは off となった．現在トシリズマブ 500 mg を 3 週間ごとにして寛解を維持しており，肝障害や多クローン性高γグロブリン血症も消失している．なお高アミラーゼ血症はマクロアミラーゼ血症で，治療とともに改善し，多クローン性高γグロブリン血症の影響であったと考えている．

📖『この1冊で極める 不明熱の診断学』のここを読もう！

➡ P.110　Castleman 病が簡単にまとめられています！
➡ P.177　リンパ節腫脹について書かれています！

文献

1) キャッスルマン病の疫学診療実態調査と患者団体支援体制の構築に関する調査研究班, 他：キャッスルマン病診療の参照ガイド．臨床血液 58(2)97-107．2017

（吉見祐輔）

第Ⅱ章　各論：症例検討編

ケース18　診断がつかずに状態が悪化…

症例　60歳　女性
主訴　発熱
現病歴　7週間前に発熱，頭痛，関節痛を認め，近医で抗菌薬を処方された．6週間前に近医の採血にて，WBC 2,000/μL，Hb 9.4 g/dL，Plt 10.2×10^4/μL と汎血球減少，AST 84 IU/L，ALT 94 IU/L，LDH 385 IU/L，ALP 1,078 IU/L，γ-GT 179 IU/L と肝胆道系酵素上昇を認めた．5週間前に血液内科を紹介受診し，その後，総合内科を受診した．皮疹があり，皮膚科でパンチ生検を施行．病理所見は，非特異的な炎症性変化であった．2週間前，造影CTを施行．肝脾腫は認めるものの，病的なリンパ節腫脹は認めなかった．採血では，WBC 1,800/μL，Hb 10.2 g/dL，Plt 6.2×10^4/μL，AST 154 IU/L，ALT 169 IU/L，LDH 558 IU/L，ALP 1,922 IU/L，γ-GT 172 IU/L と汎血球減少，肝胆道系酵素上昇の悪化を認めた．腸骨より骨髄生検を施行したが，線維化を伴った過形成骨髄組織を認めた．経過中，解熱している期間もあった．仕事の都合で，なかなか来院できない状態が続いていた．ようやく来院できた当科再診時，39℃台の発熱，SpO_2 90% と低値を認め，入院とした．
既往歴・手術歴・輸血歴　33歳で帝王切開，右卵巣嚢腫摘出，輸血歴なし
内服薬　ロキソプロフェン（ロキソニン®）頓用
アレルギー　なし
職業　印刷業
家族歴　なし（父，妹，娘2人と同居：発熱している家族なし）
喫煙　なし　**飲酒**　なし
その他　最近の海外旅行歴：なし　温泉旅行歴：なし，結核曝露

歴：なし
ペット飼育：イヌ3匹　園芸作業：なし

身体所見
体温：38.9℃，血圧：137/92 mmHg，脈拍数：142回/分（整），呼吸数：24回/分，SpO_2：90%（室内気）
頭頸部：眼瞼結膜；貧血なし　眼球結膜；黄染なし　甲状腺；腫大なし　咽頭；発赤なし　扁桃；腫大なし，白苔なし　口腔内；潰瘍なし
頸部リンパ節：腫脹なし　腋窩リンパ節：腫脹なし
胸部：呼吸音；清　心音；整，雑音なし
腹部：平坦かつ軟，圧痛なし
背部：CVA*叩打痛；－/－
四肢：両側下腿浮腫なし
関節：腫脹・発赤・熱感なし
皮膚：皮疹なし

*CVA：肋骨脊柱角 costovertebral angle

不明熱エキスパートの頭の中①

　入院5週間前の時点では，汎血球減少からは，ウイルス感染はあってもよいが，ALP高値などに違和感が残る．そのほかには，悪性リンパ腫，成人Still病，血球貪食症候群などが鑑別に挙がる．ALP高値からは，血管炎，結核などが鑑別に挙がる．経過が長くなるようであれば，自然治癒の可能性の高いウイルス感染の可能性は低くなり，侵襲的検査の準備を始める必要がある．

さて，診断は？
エキスパートの思考を追いながら考えてみよう．

① Review of Systems（ROS）を行う

（−）体重減少，食思不振，寝汗，頭痛，咳，痰，鼻汁，腹痛，悪心・嘔吐，関節痛，排尿時痛
（＋）発熱，労作時呼吸苦

② 検査結果

表1：血液検査所見

血算		生化学・凝固			
WBC（/μL）	2,500 L	TP（g/dL）	5.03	Na（mmol/L）	137
Lymph（％）	40	Alb（g/dL）	2.08 L	K（mmol/L）	3.2
Mono（％）	7	AST（IU/L）	115 H	Cl（mmol/L）	102
Stab（％）	3	ALT（IU/L）	123 H	Ca（mg/dL）	7.7
Seg（％）	46	LDH（IU/L）	505 H	T-Bil（mg/dL）	0.92
Eosino（％）	0	ALP（IU/L）	1,823 H	CRP（mg/dL）	5.64 H
Baso（％）	0	γ-GT（IU/L）	188 H	フェリチン（ng/mL）	5,057 H
Atyp. Lymp（％）	3 H	Amy（IU/L）	26	PT-INR	1.15
myelo（％）	1	Cr（mg/dL）	0.78	APTT（秒）	42.4
Hb（g/dL）	9.0 L	UA（mg/dL）	4.24	Fib（mg/dL）	120.0
Ht（％）	27.2 L	BUN（mg/dL）	19.3	FDP（μg/mL）	7.40
Plt（×10^4/μL）	4.2 L	Glu（mg/dL）	140		

H：高値，L：低値

表2：尿検査所見

定性		沈渣	
潜血	（−）	赤血球（/HPF）	1〜4
蛋白	（2+）H	白血球（/HPF）	5〜9
糖定性	（−）	扁平上皮（/HPF）	5〜9
ケトン体	（−）		
白血球数定性	（−）		
亜硝酸塩	（−）		

H：高値

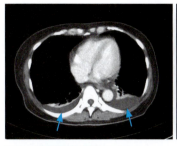 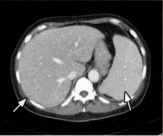

図1：胸部腹部造影 CT
両側胸水（→），肝脾腫（⇨）を認める．

不明熱エキスパートの頭の中②

　経過中，明らかな発熱は，7週間前の頃の発熱と入院時の発熱である．入院時には依然として汎血球減少があり，肝胆道系酵素上昇も悪化している．さらに，血液像目視で異型リンパ球の検出，フェリチン高値を認めている（表1）．フェリチン異常高値を呈する原因疾患には，成人Still病，悪性リンパ腫，ヘモクロマトーシス，血球貪食症候群などがある．ヘモクロマトーシスは，発熱しないため，鑑別診断から外れる．尿所見は，蛋白尿以外，異常を認めない（表2）．胸水貯留，肝脾腫を認めている（図1）．不明熱に準じた鑑別疾患を挙げ，状態が悪化する前に検査を行っていく必要がある．

③ 発熱患者の状況を Problem List にまとめよう

Problem List

- ☐ 1　発熱
- ☐ 2　皮疹軽快後
- ☐ 3　SpO_2低下，両側胸水
- ☐ 4　尿蛋白陽性
- ☐ 5　汎血球減少
- ☐ 6　フェリチン上昇
- ☐ 7　フィブリノゲン低値
- ☐ 8　肝胆道系酵素上昇
- ☐ 9　肝脾腫

④ 鑑別診断は？

　悪性リンパ腫／白血病，成人Still病，血管炎，結核，サルコイドーシスが鑑別に挙がる．

不明熱エキスパートの頭の中③
古典的不明熱を満たす状況である．改善しない汎血球減少，両側胸水貯留，フィブリノゲン低値など，状態は悪化してきており，自身の施設内でできる検査計画を早急に立てていく必要がある．

⑤ 確定診断・除外診断を進めよう（追加検査）
①骨髄穿刺／生検，②皮膚生検（パンチ生検，切採生検）を行った．

入院当日，胸骨より骨髄穿刺を施行．入院4日目に胸水穿刺を試みたが，安全な穿刺が困難であったため，中止．皮膚ランダム生検（パンチ生検，5ヵ所）を施行．入院6日目に汎血球減少の進行があり，皮膚切採生検（2ヵ所）を施行．入院7日目に腸骨より骨髄生検を施行．フローサイトメトリーで，aggressive NK-cell leukemia の可能性が考えられ，入院2週間前の骨髄生検標本の免疫染色の染め直しを依頼．入院8日目，染め直し標本で，aggressive NK-cell leukemia に合致する所見を認めた．後日，入院7日目の骨髄生検標本でも aggressive NK-cell leukemia に合致する所見を認めた．

不明熱エキスパートの頭の中④
骨髄，皮膚の生検を繰り返し，aggressive NK-cell leukemia の診断に至った．古典的不明熱の中には，"Tissue is the issue" と言われるように，組織診断が必要になる病名が並ぶことが多い．1回の検査だけでは，うまく診断がつかないことがあり，必要に応じて繰り返すが，鑑別診断の優先順位を常に考えながら，計画を立てる必要がある．

最終診断：aggressive NK-cell leukemia

⑥ 不明熱エキスパートの診断・治療戦略
Pitfall はどこにあるか？
- 1回の検査だけで，判断をしない．必要があれば，繰り返し検査するこ

とが必要となる場合がある．全身状態の悪化に伴い，検査を行うことができず，剖検で診断がつく症例を経験することがある．

"不明熱"で終わらせない一手は何か？

- 鑑別診断の中で，組織採取が必要な病気を意識しておく必要がある．血球減少(特に血小板減少)で，検査が困難となることがある．本症例でも，血小板減少，フィブリノゲン低値のため，肝生検は困難と判断した．
- 骨髄生検，皮膚生検，肝生検など，他科の医師に依頼するような検査がある場合は，コミュニケーションを密にしておく必要がある．
- 過去の組織標本の染め直しで，検査結果が判明するまでの時間を短縮することができる．

📝MEMO エキスパートが使っているEBM豆知識

1回の検査で有意な病理所見が認められなくても，繰り返すことで診断がつく場合がある．骨髄生検が不明熱の診断に寄与することを検討した論文[1]では，骨髄生検を受けた130人中17人(13.1%)が2回以上の骨髄生検を受け，4人(3%)が3回の骨髄生検を受けた．17人のうち2人で，診断がつき，急性骨髄性白血病であった．

⑦ 症例のその後の経過

aggressive NK-cell leukemia診断後，化学療法を開始したが，予後不良の病型であり，診断から5ヵ月後，永眠された．

📖『この1冊で極める 不明熱の診断学』のここを読もう！

- ➡ P.48　古典的不明熱に対する検索の詳細が載っています！
- ➡ P.231　生検はどのような場合に行うかが書かれています！
- ➡ P.233　The Tissue is the Issue が載っています！

文献

1) Hot A, et al：Yield of bone marrow examination in diagnosing the source of fever of unknown origen. Arch Intern Med 169(21)：2018-23. 2009

（久田敦史）

第Ⅱ章 各論：症例検討編

ケース 19 問診の裏に潜むもの

症　例	65歳　男性

主　訴　発熱

現病歴　4週間前，発熱を認め，近医でレボフロキサシン（クラビット®）を処方された．3週間前，当院泌尿器科を紹介受診し，レボフロキサシンを継続したが，改善を認めず，2週間前，抗菌薬は終了となった．10日前，歯肉腫脹を自覚し，近医でセファレキシン（ラリキシン®）を処方された．1週間前，当科を紹介受診．血液培養採取後，抗菌薬を中止し，経過をみていたが，発熱が持続し，倦怠感の増悪を認めたため，入院とした．

既往歴・手術歴・輸血歴　13歳で結核，15歳で脚気，59歳で前立腺肥大症　手術歴なし　輸血歴なし

内服薬　プロスルチアミン（アリナミン®）225 mg/日

アレルギー　なし

職　業　なし

家族歴　なし（妻と同居：発熱している家族なし）

喫　煙　20本/日×25年（20～45歳）　**飲　酒**　なし

その他　最近の海外旅行歴：なし　温泉旅行歴：なし　結核曝露歴：なし

ペット飼育：なし　園芸作業：なし

身体所見

体温：37.0℃，血圧：111/63 mmHg，脈拍数：117回/分（整），呼吸数：24回/分，SpO$_2$：98%（室内気）

頭頸部：眼瞼結膜；貧血なし　眼球結膜；黄染なし　甲状腺；腫大なし　咽頭；発赤なし　扁桃；腫大なし，白苔なし　口腔内潰瘍；なし

頸部リンパ節：腫脹なし　腋窩リンパ節：腫脹なし

胸部：呼吸音；清　心音；整，雑音なし
腹部：平坦かつ軟，圧痛なし
背部：CVA* 叩打痛；－/－
四肢：両側下腿浮腫なし
関節：腫脹・発赤・熱感なし
皮膚：皮疹なし

＊ CVA：肋骨脊柱角 costovertebral angle

不明熱エキスパートの頭の中①

　入院4週間前から2週間のレボフロキサシン投与を行っているが，改善は認めていない．レボフロキサシンが有効な細菌感染症であるならば，2週間の投与である程度の改善を認めるであろうし，効果がないのであれば，もっと状態が悪化していくことが予想される．細菌感染症の多くは，2週間の投与期間で改善が見込めることが多い．その枠から外れているという感覚を持ちながら，鑑別を進めていく．

 さて，診断は？

エキスパートの思考を追いながら考えてみよう．

① Review of Systems（ROS）を行う

（－）　食思不振，頭痛，咳，痰，鼻汁，腹痛，悪心・嘔吐，関節痛，排尿時痛
（＋）　体重減少（5 kg/月），発熱，倦怠感，寝汗，労作時呼吸困難，同性（男性）との性交渉（MSM）

② 検査結果

表1：血液検査所見

血算		生化学・凝固			
WBC（/μL）	7,100	TP（g/dL）	8.89	Cr（mg/dL）	1.02
Lymph（%）	4	Alb（g/dL）	2.35	UA（mg/dL）	3.13
Mono（%）	14	AST（IU/L）	94	BUN（mg/dL）	14.3
Seg（%）	80	ALT（IU/L）	65	Glu（mg/dL）	123
Eosino（%）	2	LDH（IU/L）	218	Na（mmol/L）	120
Hb（g/dL）	8.8	ALP（IU/L）	1,621	K（mmol/L）	4.8
Ht（%）	26.2	γ-GT（IU/L）	138	Cl（mmol/L）	91
Plt（×10⁴/μL）	37.8	Amy（IU/L）	92	T-Bil（mg/dL）	0.59
				CRP（mg/dL）	9.07 H

H：高値

表2：尿検査所見

定性	
潜血	(2+)
蛋白	(1+)
糖定性	(−)
ケトン体	(−)
白血球数定性	(−)
亜硝酸塩	(−)
沈渣	
赤血球（/HPF）	5〜9
白血球（/HPF）	1〜4
扁平上皮（/HPF）	1〜4

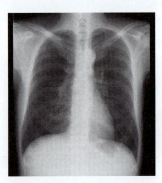

図1：胸部単純X線写真
特記すべき異常なし．

不明熱エキスパートの頭の中②

　ROSを聴くことで引き出せた内容として，体重減少，寝汗，労作時呼吸困難，同性（男性）との性交渉があった．ここから，性感染症も考慮する必要がある．HIV感染，B型肝炎，梅毒が，併存疾患の基礎疾患として存在しないかを確認する必要がある．性交渉歴，海外渡航歴，ペットは，鑑別疾患を挙げても，しっくりこないときには必ず聴取する．

③ 発熱患者の状況を Problem List にまとめよう

Problem List

- □ 1 発熱
- □ 2 倦怠感
- □ 3 体重減少
- □ 4 労作時呼吸困難
- □ 5 同性（男性）との性交渉（MSM）
- □ 6 正球性貧血
- □ 7 TP/Alb 乖離
- □ 8 肝酵素上昇
- □ 9 低 Na 血症

④ 鑑別診断は？

同性（男性）との性交渉から，HIV 感染症，B 型肝炎，梅毒が鑑別に挙がる．発熱などの症状から，血管炎，結核が鑑別に挙がる．基礎疾患の有無によっては，さらに鑑別が広がる．

不明熱エキスパートの頭の中③

男性との性交渉があり，基礎疾患があるかをまず調べる必要がある．HIV 感染症があれば，鑑別が自ずと変わってくる．ただし，この時点では，性感染症の一本釣りは避ける．

⑤ 確定診断・除外診断を進めよう（追加検査）

①HBs 抗原，HIV 検査，梅毒検査，②胸腹部骨盤部造影 CT を行った（表3，図2）．

表3：HBs 抗原，HIV 検査，梅毒検査

TP 抗体	(−)
RPR 定性	(−)
HBs 抗原	(−)
HIV 抗体	(+)
HIV-1 抗体（WB*）	(+)
HIV-2 抗体（WB）	判定保留
HIV RT-PCR（$\times 10^4$ コピー/mL）	6.9

＊WB：Western blotting

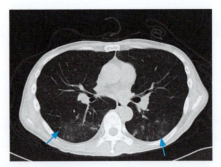

図2：胸腹部骨盤部造影 CT
両肺下葉に網状影（→）を認める．

不明熱エキスパートの頭の中④

　HIV 抗体陽性が判明し，確認検査（WB，HIV RT-PCR）でも陽性を確認した．また，CD 陽性リンパ球数は，137 であった．胸部 X 線でははっきりしなかったが，胸部 CT にて，網状影を認め，最終的にニューモシスチス肺炎と診断された．

 最終診断：HIV 感染症，ニューモシスチス肺炎

⑥ 不明熱エキスパートの診断・治療戦略

Pitfall はどこにあるか？

- 抗菌薬は，漫然と投与しないことである．抗菌薬処方の際には，感染臓器，微生物を考えながら処方しなければならない．よくわからない発熱＝かぜという短絡思考は，診断を遠ざける．抗菌薬は発熱に対する"ふりかけ"ではない[1]．
- 性交渉歴，海外渡航歴，ペットといった情報は，忘れがちかもしれないが，診断に直結する情報になりうる．

"不明熱"で終わらせない一手は何か？

- 治療にうまく反応していないと思った時点で，もう一度，一からていねいに病歴を組み立てることである．

- 不明熱の鑑別に，HIV 感染を入れることが必要である[2]．HIV 感染症に触れる機会が少ないと忘れがちになる．
- 性交渉歴は，患者にとって敏感な問題であり，考えるべき疾患が変わることを伝えたうえで，話を聴くことが大切である．また，ちょっとしたことを気にかける癖をつけることが大切である．以前，男性患者で，携帯電話の待ち受け画面が，ちょい悪オヤジを特集する雑誌の表紙になっているのが見え，「同性との性交渉はないですか？」という質問から，HIV 感染症と診断したこともあった．

⑦ 症例のその後の経過

ニューモシスチス肺炎に対して，ST 合剤による治療が開始されるとともに，他の日和見感染症検索などを含めた HIV 感染症に対する，種々の検索が開始された．

『この1冊で極める 不明熱の診断学』のここを読もう！

- P.20　HIV 感染症と発熱についての詳細が載っています！
- P.146　生活歴を聴くことの大切さが書かれています！
- P.150　「HIV は若い人に限らない」ことが載っています！
- P.216　HIV 感染症における検査の使い分けが載っています！
- P.268　「不明熱鑑別診断マトリックス」にもニューモシスチス肺炎は載っています！

文献
1) 野口善令：「かぜ」に抗菌薬は必要か？. 医学界新聞，第 2828 号：2009 年 4 月 27 日
2) Mourad O, et al：A comprehensive evidenced-based approach to fever of unknown origin. Arch Intern Med 163(5)：545-51. 2003

（久田敦史）

第Ⅱ章 各論：症例検討編

ケース20 一見解決したようにみえて…

| 症　例 | 88歳　女性 |
| 主　訴 | 発熱，倦怠感 |

現病歴　5週間前，38℃台の発熱を認め，近医でインフルエンザAと診断され，ザナミビル（リレンザ®），クラリスロマイシン（クラリス®）を処方された．4週間前，発熱が続き，CRP 10.0 mg/dLのため，当科を紹介受診した．抗菌薬を中止し，経過をみた．3週間前，当科受診時，全身状態は改善傾向で，CRPも低下したが，微熱は持続した．1週間前より，寝汗，上腕筋の把握痛，顎跛行を認めるようになったため，入院とした．

既往歴・手術歴・輸血歴　26歳で虫垂炎手術，45歳で子宮筋腫手術，74歳で胆石手術　輸血歴なし

内服薬　アセトアミノフェン（カロナール®）頓用

アレルギー　なし

職　業　なし

家族歴　なし（夫と同居：発熱している家族なし）

喫　煙　なし　**飲　酒**　なし

その他　最近の海外旅行歴：なし　温泉旅行歴：なし　結核曝露歴：なし

ペット飼育：なし　園芸作業：なし

身体所見
体温：37.1℃，血圧：145/97 mmHg，<u>脈拍数：103回/分（整）</u>，呼吸数：16回/分，SpO$_2$：97%（室内気）
頭頸部：眼瞼結膜；貧血あり　眼球結膜；黄染なし　<u>両側側頭動脈；圧痛あり</u>　甲状腺；腫大なし　咽頭；発赤なし　扁桃；腫大なし，白苔なし　口腔内；潰瘍なし

頸部リンパ節：腫脹なし　腋窩リンパ節：腫脹なし
胸部：呼吸音；清，心音；整，雑音なし
腹部：平坦かつ軟，圧痛なし
背部：CVA* 叩打痛；－/－
四肢：両側下腿の浮腫あり
関節：皮疹なし
両側上腕，大腿に把握痛あり

＊CVA：肋骨脊柱角 costovertebral angle

不明熱エキスパートの頭の中①
　入院5週間前の発熱は，インフルエンザAによる発熱で説明することもできるが，その後，微熱，寝汗，顎跛行，上腕・大腿の把握痛，側頭動脈の圧痛が新たに出現しており，新たな疾患が生じたと考えるべきである．この1週間の経過を考えると，増悪傾向であり，入院とした．

さて，診断は？
エキスパートの思考を追いながら考えてみよう．

① Review of Systems（ROS）を行う
- （－）体重減少，頭痛，咳，痰，鼻汁，腹痛，悪心・嘔吐，関節痛，排尿時痛
- （＋）発熱，食思不振，倦怠感，寝汗，顎跛行

② 検査結果

表1：血液検査所見

血算		生化学・凝固			
WBC（/μL）	11,100 H	TP（g/dL）	5.65	Cr（mg/dL）	0.57
Lymph（%）	5.7	Alb（g/dL）	2.20 L	BUN（mg/dL）	7.5
Mono（%）	4.3	AST（IU/L）	41	Glu（mg/dL）	178
Neut（%）	86.7	ALT（IU/L）	35	Na（mmol/L）	137
Eosino（%）	3.1	LDH（IU/L）	156	K（mmol/L）	3.4
Baso（%）	0.2	ALP（IU/L）	549	Cl（mmol/L）	101
Hb（g/dL）	10.3	γ-GP（IU/L）	188	T-Bil（mg/dL）	0.85
Ht（%）	31.0	H：高値, L：低値		CRP（mg/dL）	16.95 H
Plt（×10⁴/μL）	30.2				

表2：尿検査所見

定性	
潜血	（−）
蛋白	（1＋）
糖定性	（−）
ケトン体	（−）
白血球数定性	（2＋） H
亜硝酸塩	（−）

沈渣	
赤血球（/HPF）	1〜4
白血球（/HPF）	10〜19 H
扁平上皮（/HPF）	5〜9

H：高値

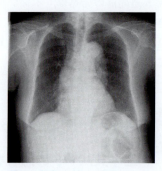

図1：胸部単純X線写真
心拡大を認めるが明らかな肺炎像は認めない．

不明熱エキスパートの頭の中②

　貧血，低アルブミン血症を認め，徐々に消耗が進んでいることが想定される（**表1**）．胸部単純X線写真からは，心拡大はあるものの，明らかな肺炎像は認めない（**図1**）．尿所見からでは，白血球尿を認めており（**表2**），急性腎盂腎炎は鑑別に挙がるが，顎跛行と側頭動脈の圧痛からは，血管炎〔特に巨細胞性動脈炎（＝側頭動脈炎）〕が考えやすい．

③ 発熱患者の状況を Problem List にまとめよう

Problem List

- ☐ 1 発熱
- ☐ 2 倦怠感，食思不振
- ☐ 3 寝汗
- ☐ 4 顎跛行
- ☐ 5 側頭動脈の圧痛
- ☐ 6 貧血
- ☐ 7 ALP 高値
- ☐ 8 γ-GT 上昇
- ☐ 9 CRP 上昇

④ 鑑別診断は？

血管炎（特に巨細胞性血管炎），悪性リンパ腫，結核，感染性心内膜炎，急性腎盂腎炎が鑑別に挙がる．

不明熱エキスパートの頭の中③

1週間前から出現した寝汗，上腕・大腿の把握痛，顎跛行から，巨細胞性動脈炎が考えやすい．特に上腕・大腿の把握痛は，リウマチ性多発筋痛 polymyalgia rheumatica（PMR）様症状と読み換えると，疾患が浮かび上がりやすいのではないだろうか．寝汗は，悪性リンパ腫，結核，感染性心内膜炎でよくみられる症状であり，並行して検査を進めることを考える．白血球尿もあるので，急性腎盂腎炎などの common な疾患を除外する必要はあるだろう．

⑤ 確定診断・除外診断を進めよう（追加検査）

①尿グラム染色，血液培養，②側頭動脈生検を行った．

入院当日，脳外科へ側頭動脈生検を依頼し，入院翌日，側頭動脈生検を施行した．生検後，プレドニゾロン（プレドニン®）1 mg/kg/日を導入した．後日，単核細胞浸潤および肉芽腫形成を伴った血管炎に相当する組織像を認め，巨細胞性動脈炎と確定診断した．

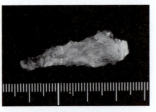

図2:側頭動脈生検検体
（カラー口絵参照）
3 cm を超える生検検体を採取した．

表3:グラム染色・培養

尿グラム染色	（−）
尿培養	（−）
血液培養	（−）

不明熱エキスパートの頭の中④

　巨細胞性動脈炎は，大型・中型の動脈に巨細胞を伴う肉芽腫を形成する動脈炎である．特徴として，50歳以上，新たに出現した頭痛，突然発症の視力障害，PMR様症状，原因不明の発熱・貧血，ESR/CRPの上昇がある．虚血性視神経症により，失明や視野欠損を認めることがあるため，診断後は，速やかに治療が必要である．尿グラム染色で，好中球も細菌も確認できず，急性腎盂腎炎の可能性は低いと判断した．症状から，巨細胞性動脈炎の可能性が高いと判断したため，早急に生検とステロイドによる治療介入を開始すべきと考えた．

 最終診断：巨細胞性動脈炎（＝側頭動脈炎）

⑥ 不明熱エキスパートの診断・治療戦略

Pitfall はどこにあるか？

- 1つの仮説だけに執着するのではなく，経過の中で，新たな疾患が生じてきている可能性も考えながら，診療することが大切なのだと思う．不明熱診療においては，待つことができるならば，症状がそろってきて，診断がつくことがある．待てば海路の日和ありを経験することも多い（待てないときもあるので，判断は慎重に）．

"不明熱" で終わらせない一手は何か？

- 鑑別診断に挙がる病気の中で，迅速に対応すべき疾患と対応までに時間

的余裕がある疾患に分ける緊急性の軸を持ちながら，診察を繰り返すことである．
- 顎跛行，側頭動脈の腫脹，圧痛，拍動の欠如，PMR 様症状を認めた場合，巨細胞性動脈炎を積極的に考える必要がある．

MEMO エキスパートが使っている EBM 豆知識

巨細胞性動脈炎における側頭動脈生検については，30〜44％と比較的偽陰性が高いことが報告されている[1,2]．陰性であったとしても，除外することは難しい．また，生検を希望しない患者もいる．その場合，MRI[3]や血管エコー[4]が診断に寄与することがある（図3）．

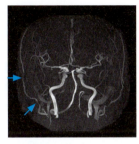

図3：頭部 MRA
別症例．生検は希望されず，MRA で右側頭動脈の狭小化（→）を認めた．

⑦ 症例のその後の経過

巨細胞性動脈炎に対して，プレドニゾロン（プレドニン®）1 mg/kg/日を導入し，寛解に至り，外来で漸減を行った．

『この1冊で極める 不明熱の診断学』のここを読もう！

- P.173 巨細胞性動脈炎（＝側頭動脈炎）の身体所見について載っています！
- P.276 「不明熱鑑別診断マトリックス」にも巨細胞性動脈炎（＝側頭動脈炎）は載っています！

文献

1) Duhaut P, et al：Biopsy proven and biopsy negative temporal arteritis: differences in clinical spectrum at the onset of the disease. Groupe de Recherche sur l'Artérite à Cellules Géantes. Ann Rheum Dis 58(6)：335-41. 1999
2) Hall S, et al：The therapeutic impact of temporal artery biopsy. Lancet 2(8361)：1217-20. 1983
3) Klink T, et al：Giant cell arteritis: diagonostic accuracy of MR imaging of superficial cranial arteries in initial diagnosis-results from a multicenter trial. Radiology 273(3)：844-52. 2014
4) Prieto-Gonzalez S, et al：Imaging in systemic vasculitis. Curr Opin Rheumatol 27(1)：53-62. 2015

（久田敦史）

第Ⅱ章　各論：症例検討編

ケース 21 組織診断，どこをとる？

症 例　68歳　男性
主 訴　発熱
現病歴　5週間前，倦怠感，食思不振を自覚するようになった．3週間前，微熱を認めるようになり，近医を受診した．2週間前，下腿，大腿，肩周囲の筋肉痛を自覚するようになった．精査を目的に近医へ入院した．入院中，38℃台の発熱を認めた．また，口を開けることができない状況になったが，その後，徐々に顎の症状は改善した．診断確定に至らず，不明熱として，当院へ転院した．
既往歴・手術歴・輸血歴　60歳で閉塞性動脈硬化症，62歳で脊柱管狭窄症，胃潰瘍，手術歴・輸血歴なし
内服薬　シロスタゾール（プレタール®）200 mg，オメプラゾール（オメプラール®）20 mg，アトルバスタチン（リピトール®）10 mg
アレルギー　なし
職 業　なし
家族歴　なし（妻と同居：発熱している家族なし）
喫 煙　40本/日×46年（20〜66歳）
飲 酒　なし
その他　最近の海外旅行歴：なし　温泉旅行歴：なし　結核曝露歴：なし
ペット飼育：なし　園芸作業：なし
身体所見
体温：36.7℃，血圧：119/60 mmHg，脈拍数：107回/分（整），呼吸数：16回/分，SpO$_2$：95％（室内気）
頭頸部：眼瞼結膜；貧血なし　眼球結膜；黄染なし　側頭動脈の圧痛なし　甲状腺；腫大なし　咽頭；発赤なし　扁桃；腫大なし，白苔な

> し　口腔内潰瘍なし
> 頸部リンパ節：腫脹なし　腋窩リンパ節：腫脹なし
> 胸部：呼吸音；清，心音；整，雑音なし
> 腹部：平坦かつ軟，圧痛なし
> 背部：CVA*叩打痛；－／－
> 四肢：両側下腿浮腫なし
> 関節：腫脹・発赤・熱感なし
> 皮膚：皮疹なし
> 両大腿，下腿にしびれの自覚あり

＊CVA：肋骨脊柱角 costovertebral angle

不明熱エキスパートの頭の中①

　発熱，倦怠感，筋肉痛，顎跛行，下肢のしびれから，血管炎症候群が鑑別に挙がる．特に巨細胞性動脈炎（＝側頭動脈炎）を考えたい．ただし，側頭動脈の圧痛はなく，顎跛行の所見も治療介入なしで改善している．巨細胞性動脈炎とともに ANCA 関連血管炎も鑑別に挙げたい．閉塞性動脈炎を指摘されており，下肢のしびれは，それによるものなのかもしれない．

さて，診断は？

エキスパートの思考を追いながら考えてみよう．

① Review of Systems（ROS）を行う

- （－）　視野障害，頭痛，咳，痰，鼻汁，腹痛，悪心・嘔吐，下痢，関節痛，排尿時痛
- （＋）　体重減少（4 kg/月），発熱，倦怠感，食思不振，寝汗，顎跛行，筋肉痛，下肢のしびれ

② 検査結果

表1：血液検査所見

血算		生化学・凝固			
WBC（/μL）	15,400 H	TP（g/dL）	6.08	Cr（mg/dL）	0.68
Lymph（%）	14.2	Alb（g/dL）	2.00 L	UA（mg/dL）	3.13
Mono（%）	4.7	AST（IU/L）	176	BUN（mg/dL）	11.7
Neut（%）	80.4	ALT（IU/L）	187	Glu（mg/dL）	108
Eosino（%）	0.6	LDH（IU/L）	339	Na（mmol/L）	134
Baso（%）	0.1	ALP（IU/L）	1,188	K（mmol/L）	4.6
Hb（g/dL）	13.5	γ-GT（IU/L）	239	Cl（mmol/L）	101
Ht（%）	39.2	H：高値，L：低値		T-Bil（mg/dL）	0.74
Plt（×10⁴/μL）	45.2			CRP（mg/dL）	15.61 H

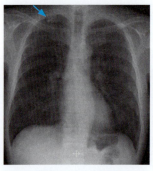

図1：胸部単純X線写真
右肺尖部に淡い陰影（→）を認める．

表2：尿検査所見

定性		沈渣	
潜血	（±）	赤血球（/HPF）	1〜4
蛋白	（1+）	白血球（/HPF）	1〜4
糖定性	（−）	扁平上皮（/HPF）	<1
ケトン体	（−）		
白血球数定性	（−）		
亜硝酸塩	（−）		

不明熱エキスパートの頭の中②

　さらに話を聴くと，ROSでは体重減少や寝汗の自覚もあると言う．採血（表1）では，低アルブミン血症が進んでいることがわかる．肝胆道系酵素上昇からは，結核やサルコイドーシスのような疾患，悪性腫瘍の転移（肝がんや腎がんなど）を想起させる．ALP高値があり，巨細胞性動脈炎を示唆するかもしれない．胸部単純X線写真（図1）では，右肺尖部に淡い陰影を認め，結核や悪性腫瘍の転移を考える必要があるだろう．尿所見は，あまり特異的な所見が得られていない（表2）．

③ 発熱患者の状況を Problem List にまとめよう

Problem List

- □ 1 発熱
- □ 2 倦怠感，食思不振
- □ 3 体重減少
- □ 4 寝汗
- □ 5 顎跛行
- □ 6 筋肉痛
- □ 7 下肢のしびれ
- □ 8 肝胆道系酵素上昇
- □ 9 右肺尖部陰影

④ 鑑別診断は？

結核，サルコイドーシス，悪性腫瘍の転移（肝がんや腎がんなど），巨細胞性動脈炎，ANCA 関連血管炎が鑑別に挙がる．

不明熱エキスパートの頭の中③

悪性腫瘍や結核，サルコイドーシスを示唆する所見がないかを検索しながら，血管炎を証明するための生検部位を検討していく必要がある．

⑤ 確定診断・除外診断を進めよう（追加検査）

①ANCA ②胸腹部骨盤部CT，③側頭動脈生検を行った（表3，図2）．側頭動脈生検では，側頭動脈には著変に乏しかったが，側頭動脈近傍の小動脈に壁肥厚・内腔狭窄を認め，内膜の一部にフィブリノイド変性を伴っており，ANCA 関連血管炎が示唆された．

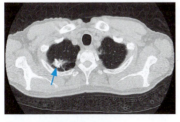

図2：胸腹部骨盤部CT
右肺尖部に石灰化を伴う結節影（→）を認めた．腫瘤性病変は認めなかった．

表3：追加検査

c-ANCA（U/mL）	1.0 未満
p-ANCA（U/mL）	115

不明熱エキスパートの頭の中④

　胸腹部骨盤部 CT では，明らかな悪性腫瘍（肝がんや腎がんなど）は認めなかった．右肺尖部に石灰化を伴う結節影を認め，陳旧性結核と判断した．p-ANCA 陽性であったが，巨細胞性動脈炎と ANCA 関連血管炎の鑑別が困難と判断し，側頭動脈生検を施行した．巨細胞性動脈炎では，大型・中型の血管に血管炎所見があってほしいが，側頭動脈生検では，側頭動脈自体には血管炎所見は認めず，その近傍の小動脈に血管炎所見を認め，小血管に血管炎所見を認める ANCA 関連血管炎と診断した．

最終診断：ANCA 関連血管炎

⑥ 不明熱エキスパートの診断・治療戦略

Pitfall はどこにあるか？

- 発熱，倦怠感，筋肉痛，顎跛行，下肢のしびれ，と文字にしてしまうと，血管炎が鑑別に挙がると思うが，実臨床では，起こっている出来事，患者の話すことを医学用語にうまく変換することから始まる．そのうえで，ゲシュタルト（疾患の全体像）に当てはまるのかということを検討しており，それを意識することは重要と考える．
- 本症例では，発熱，倦怠感，筋肉痛は，巨細胞性動脈炎でも ANCA 関連血管炎でもみられる所見である．顎跛行は，巨細胞性動脈炎でみられやすい，下肢のしびれは，ANCA 関連血管炎でみられやすい．そのうえで，生検所見と併せて，ANCA 関連血管炎と診断した．

"不明熱"で終わらせない一手は何か？

- 適切な医学用語に変換することに慣れること，疾患についてのゲシュタルト（疾患の全体像）を作り上げることを心がける．

✏️MEMO エキスパートが使っている EBM 豆知識

　ANCA は，数多くの疾患で陽性になることが知られている（表4）．ゲシュタルトと照らし合わせ，ANCA 関連血管炎を強く疑う場合に初めて，ANCA が測定されるべきである[1]．

表4：ANCA 関連血管炎以外で ANCA が陽性となる疾患

感染症	結核，HIV/AIDS，マラリア，C 型肝炎，亜急性心内膜炎 (*Staphylococcus aureus, Streptococci*)，パルボウイルス B19 感染症，ハンセン病，緑膿菌感染症（嚢胞線維症），アスペルギルス症，ヒストプラズマ，レプトスピラ，アメーバ症，肺スポロトリコーシス
消化管疾患	炎症性腸疾患，原発性硬化性胆管炎，自己免疫性肝炎，原発性胆汁性肝硬変
悪性腫瘍	がん，リンパ腫，Liebow 病，慢性骨髄性白血病，骨髄異形成症候群，意義不明の単クローン性マクログロブリン血症
薬剤	プロピルチオウラシル，ヒドララジン，メチマゾール，ミノサイクリン，carbimazole，アロプリノール，コカイン，D-ペニシラミン，フェニトイン，レバミゾール，pimagedine
膠原病	SLE，関節リウマチ，Felty 症候群，全身性強皮症，皮膚筋炎，Sjögren 症候群，混合性結合組織病，反応性関節炎，強直性脊椎炎，若年性特発性関節炎，再発性多発軟骨炎，好酸球増多筋肉痛症候群
血管炎関連	結節性多発動脈炎，巨細胞性動脈炎，高安病，IgA 血管炎，川崎病，Behçet 病，クリオグロブリン血症性血管炎
腎疾患	溶連菌感染後糸球体腎炎，IgA 腎症，膜性腎症，抗糸球体基底膜腎炎
その他	シリカ曝露，サルコイドーシス，Sweet 病，特発性肺ヘモジデローシス，後腹膜線維症，erythema elevatum diutinum

⑦ 症例のその後の経過

ANCA 関連血管炎に対して，ステロイド投与を開始するとともに，潜在性結核として，イソニアジドの予防内服を開始し，寛解に至り，外来でステロイドを漸減した．

『この1冊で極める 不明熱の診断学』のここを読もう！

- P.47　ANCA についての詳細が載っています！
- P.88　血管炎についてまとめてあります！
- P.196　検査に対する考え方が載っています！
- P.276　「不明熱鑑別診断マトリックス」にも ANCA 関連血管炎は載っています！

文献

1) Bosch X, et al：Antineutrophil cytoplasmic antibodies. Lancet 368(9533)：404-18. 2006

（久田敦史）

ケース22 診断基準の2本の柱…

症　例	26歳　女性

主　訴　発熱

現病歴　2週間前，酒に酔って転倒し，外傷性くも膜下出血，右側頭骨骨折で当院脳外科に入院．保存的に経過をみていたが，入院中，遅発性の右顔面神経麻痺を認め，プレドニゾロン（プレドニン®）の投与を開始．プレドニゾロンを漸減していた．入院4日前，当院脳外科を退院．退院後の夜より，40℃台の発熱，頭痛，悪心を認めた．退院後の発熱であり，当院救急外来を2回受診したが，熱源不明の発熱であったが，入院の適応はないと判断され帰宅となっていた．入院前日，手掌・足底に皮疹が出現．咳嗽を自覚するようになり，翌日，寝返りでも全身の痛みが強いため，救急要請し，当院救急外来を受診し，入院となった．

既往歴・手術歴・輸血歴　26歳，外傷性くも膜下出血，右顔面神経麻痺，手術歴なし，輸血歴なし

内服薬　プレドニゾロン（プレドニン®）10 mg/日，メコバラミン（メチコバール®）1,500 μg/日，ファモチジン（ガスター®）20 mg/日

アレルギー　なし

職　業　英会話スクール教師

家族歴　なし（夫と同居：発熱している家族なし）

喫　煙　なし　**飲　酒**　なし

その他　最近の海外旅行歴：なし　温泉旅行歴：なし　結核曝露歴：なし

ペット飼育：なし　園芸作業：なし

身体所見

体温：37.1℃，血圧：111/63 mmHg，脈拍数：117回/分（整），

呼吸数：24 回/分，SpO$_2$：98％（室内気）
頭頸部：眼瞼結膜；貧血なし　両側眼瞼結膜出血あり（図1）　眼球結膜；黄染なし　右眼兎眼あり　甲状腺；腫大なし　咽頭；発赤なし　扁桃；腫大なし，白苔なし　口腔内；潰瘍なし
頸部リンパ節：腫脹なし　腋窩リンパ節：腫脹なし
胸部：呼吸音；清，心音；整，雑音なし
腹部：平坦かつ軟，圧痛なし
背部：CVA* 叩打痛；－/－
四肢：両側下腿浮腫なし
関節：腫脹・発赤・熱感なし
皮膚：手掌，足底に紫斑が散在，疼痛を訴える紫斑あり（図2）

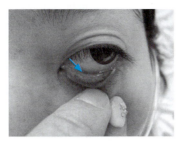

図1：眼瞼結膜出血斑
（カラー口絵参照）

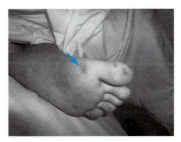

図2：手掌・足底の紫斑
（カラー口絵参照）

＊CVA：肋骨脊柱角 costovertebral angle

不明熱エキスパートの頭の中①

　短期間であっても，ステロイド投与中の発熱という状況は，注意を払うべきであろう[1]．ステロイドは，免疫に影響を与える薬であり，感染のリスクが高くなるためである．そして，発熱，眼瞼結膜出血，手掌・足底の紫斑を認めており，感染性心内膜炎を積極的に考える状況である．

さて，診断は？
エキスパートの思考を追いながら考えてみよう．

① Review of Systems（ROS）を行う

（-）　悪寒戦慄，腹痛，関節痛，排尿時痛
（+）　発熱，頭痛，悪心，咳嗽，紫斑，全身の痛み

② 検査結果

表1：血液検査所見

血算		生化学・凝固			
WBC（/μL）	15,900 H	TP（g/dL）	6.21	Cr（mg/dL）	0.60
Lymph（%）	4.1	Alb（g/dL）	2.96	BUN（mg/dL）	10.8
Mono（%）	2.3	AST（IU/L）	108 H	Glu（mg/dL）	110
Seg（%）	93.5	ALT（IU/L）	139 H	Na（mmol/L）	139
Eosino（%）	0.0	LDH（IU/L）	232	K（mmol/L）	3.4
Baso（%）	0.1	ALP（IU/L）	620	Cl（mmol/L）	109
Hb（g/dL）	12.7	γ-GT（IU/L）	210	T-Bil（mg/dL）	0.70
Ht（%）	36.1	Amy（IU/L）	79	CRP（mg/dL）	21.07 H
Plt（×10^4/μL）	7.1 L				

H：高値，L：低値

表2：尿検査所見

定性		沈渣	
潜血	(3+)	赤血球（/HPF）	1〜4
蛋白	(2+)	白血球（/HPF）	1〜4
糖定性	(-)	扁平上皮（/HPF）	<1
ケトン体	(-)	硝子円柱（/HPF）	5〜9
白血球数定性	(-)	顆粒円柱（/HPF）	1〜4
亜硝酸塩	(+)		

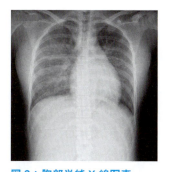

図3：胸部単純X線写真

両肺の透過性低下，心拡大を認める．

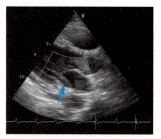

図4：経胸壁心エコー
（カラー口絵参照）

MR Ⅰ度を認めた（→）．
MR：mitral valve regurgitation

不明熱エキスパートの頭の中②

　胸部X線写真で，両肺の透過性低下や心拡大を認めており，鑑別に挙がっている感染性心内膜炎の可能性がさらに高くなる．心雑音は確認できなかった．経胸壁心エコーでは，明らかな疣贅は認めなかったが，僧帽弁閉鎖不全症 mitral regurgitation（MR）Ⅰ度を認めた（図4）．

③ 発熱患者の状況を Problem List にまとめよう

Problem List

- ☐ 1　発熱
- ☐ 2　頭痛
- ☐ 3　悪心
- ☐ 4　咳嗽
- ☐ 5　全身の痛み
- ☐ 6　眼瞼結膜出血
- ☐ 7　手掌・足底の紫斑
- ☐ 8　心拡大，肺野透過性低下
- ☐ 9　MR Ⅰ度

④ 鑑別診断は？

　感染性心内膜炎を積極的に調べるべきであろう．ほかに，全身性エリテマトーデス systemic lupus erythematosus（SLE），血管炎症候群，成人Still病なども鑑別に挙がる．

不明熱エキスパートの頭の中③

　手掌・足底の紫斑は，疼痛を伴うものと伴わないものがあり，疼痛を伴うものは Osler 結節，伴わないものは Janeway 病変であろう．感染性心内膜炎の Duke の診断基準の大基準を意識して，血液培養は3セット以上採取する必要があり，心エコーでの疣贅検索が必要になる．感染性心内膜炎は，娘病変を作ることがあるため，膿瘍形成の確認も必要である．

⑤ 確定診断・除外診断を進めよう（追加検査）

　①追加採血，血液培養，②胸腹部骨盤部造影 CT，③経食道心エコーを行った（表3，図5, 6）．

表3：追加検査

RF（IU/mL）	14
血清補体価（CH50/mL）	20.7
C3（mg/dL）	92
C4（mg/dL）	23
血液培養（MSSA 4セット）	（+）

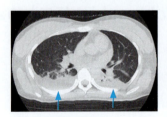

図5：胸部単純 CT
両肺に胸水（→）を認める．

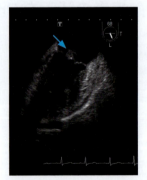

図6：経食道心エコー
僧帽弁に疣贅（→）を認める．

不明熱エキスパートの頭の中④

　胸腹部骨盤部造影CTでは，明らかな膿瘍は認めず，両側胸水貯留を認めた．経胸壁心エコーでは，疣贅は明らかではなかったが，経食道心エコーにて，疣贅を認めた．また，血液培養からは，MSSA（methicillin-sensitive *Staphylococcus aureus*）を4セットより検出し，感染性心内膜炎と診断した．

 最終診断：感染性心内膜炎

⑥ 不明熱エキスパートの診断・治療戦略

Pitfall はどこにあるか？

- この症例は，コンサルテーション症例であった．コンサルテーションした医師からは，「経胸壁心エコーで疣贅もはっきりしないので，感染性心内膜炎ともはっきり言えないし，原因がわからない」というコメントがあった．Dukeの診断基準（表4）[2]では，大基準2項目，大基準1項目＋小項目3項目，小項目5項目で確定診断してよいとされている．治療方針に関わることもあるため，心エコーの所見は感染性心内膜炎の中心に据えるべきものであるが，大項目の1項目であり，もう1つの重要な大項目として血液培養があることを心にとめておきたい．
- 感染性心内膜炎においては，経胸壁心エコーの感度が良くないことがわかっており，必要に応じて，経食道心エコーを必要とする．

"不明熱"で終わらせない一手は何か？

- この症例では，経食道心エコーの施行前，血液培養の結果が出る前までに，素因（MR Ⅰ度），発熱，血管現象（Janeway病変），免疫学的現象（Osler結節）の小項目4つを認める状況で，血液培養が検出されるか，心エコー所見があれば，確定診断になる状況であった．
- 診断基準のある疾患は，診断基準に照らし合わせながら，どんな所見がそろえば，確定診断になるのかを意識しながら診療することが重要である．

表4：感染性心内膜炎の Duke の診断基準

【大基準】
1. 血液培養による陽性
   a．典型的な心内膜炎の起因菌が2つの別々な血液培養から検出される
      - Streptococcus viridans, Streptococcus bovis, HACEK 群
      - Staphylococcus aureus, Enterococcus が検出され，ほかに感染巣がない場合
   b．検出菌にかかわらず，持続的に血液培養が陽性
      - 12時間以上の間隔を空けて採取された血液培養が2回以上陽性
      - 3回の血液培養がすべて，あるいは4回以上の血液培養のほとんどが陽性（最初と最後の採血間隔は1時間以上）
2. 心内膜病変の存在
   a．心エコーにより以下のいずれかが認められる場合
      - 弁または支持組織，弁逆流ジェットの中，または人工物にみられる解剖学的に説明のできない可動性の心臓内腫瘤
      - 膿瘍
      - 人工弁の新たな部分的裂開
   b．新たな弁閉鎖不全（既存する心雑音の悪化や変化のみでは十分でない）

【小基準】
1. 素因：素因となる心疾患または静注薬物常用
2. 発熱：38.0℃以上
3. 血管現象：膿瘍動脈塞栓，敗血症性肺梗塞，感染性動脈瘤，頭蓋内出血，結膜出血，Janeway lesion
4. 免疫学的現象：糸球体腎炎，Osler's nodes, Roth 斑，リウマトイド因子陽性
5. 微生物学的所見：血液培養陽性であるが大基準を満たさない場合，あるいは感染性心内膜炎として納得できる活動性炎症の血清学的所見
6. 心エコー所見：心エコーでは感染性心内膜炎を疑うが大基準を満たさない場合

[確定診断]
大基準2項目，または大基準1項目＋小基準3項目，または小基準5項目を満たす場合

[可能性大]
大基準1項目＋小基準1項目，または小基準3項目を満たす場合

（文献2）より引用）

✎MEMO エキスパートが使っている EBM 豆知識

感染性心内膜炎を疑う状況においても，経胸壁心エコーの感度は高くなく（表5）[3]，経胸壁心エコーで疣贅を認めなくとも，感染性心内膜炎を疑う場合，積極的に経食道心エコーを施行すべきである．

表5：自然弁の感染性心内膜炎に対する感度・特異度

検査	感度	特異度
経胸壁心エコー	50～90%	90%
経食道心エコー	90～100%	90%

ゴールドスタンダード：記載なし

⑦ 症例のその後の経過

血液培養で検出された MSSA に対して，セファゾリン（CEZ）投与を計 6 週間行い，改善した．

『この1冊で極める 不明熱の診断学』のここを読もう！

- P.52　感染性心内膜炎についての詳細が載っています！
- P.254　感染性心内膜炎の症例が載っています！
- P.270　「不明熱鑑別診断マトリックス」にも感染性心内膜炎は載っています！

文献

1) Waljee AK, et al：Short term use of corticosteroids and related harms among adults in the United States: population based cohort study. BMJ 357：j1415. 2017
2) Li JS, et al：Proposed modifications to the Duke criteria for the diagnosis of infective endocarditis. Clin Infect Dis. 30(4)：633-8. 2000
3) Cahill TJ, et al：Challenges in infective endocarditis. J Am Coll Cardiol 69(3)：325-44. 2017

（久田敦史）

第Ⅱ章　各論：症例検討編

ケース23 鑑別診断のうちで残るのは？

症例　72歳　男性
主訴　発熱
現病歴　11日前，38℃台の発熱を認め，近医でアセトアミノフェンを処方された．1週間前，当科外来を受診．37℃台の微熱はあったが，本人の感覚としては，全身状態は改善傾向にあるとのことで，1週間後に再診予定とした．その後は，解熱し，食事摂取も良好だった．入院2日前より，咳嗽を認めた．入院前日，食思不振を認めるようになった．入院当日，発熱とふらつきを自覚したため，救急要請した．
既往歴・手術歴・輸血歴　高血圧あり，52歳で尿路結石，72歳で疥癬，手術歴なし，輸血歴なし
内服薬　クロピドグレル（プラビックス®）25 mg/日，カンデサルタン（ブロプレス®）2 mg/日，ロラタジン（クラリチン®）10 mg/日
アレルギー　なし
職業　なし，施設でボランティアをしている
家族歴　なし（妻と同居：発熱している家族なし）
喫煙　なし　**飲酒**　なし
その他　最近の海外旅行歴：なし　温泉旅行歴：なし　結核曝露歴：なし，
ペット飼育：なし　園芸作業：なし
身体所見
体温：40.1℃，血圧：107/74 mmHg，脈拍数：115回/分（整），呼吸数：30回/分，SpO_2：88％（室内気）
頭頸部：眼瞼結膜；貧血なし　眼球結膜；黄染なし　甲状腺；腫大なし　咽頭；発赤なし　扁桃；腫大なし，白苔なし　口腔内；潰瘍なし

> 頸部リンパ節：腫脹なし　腋窩リンパ節：腫脹なし
> 胸部：呼吸音；清，心音；整，雑音なし
> 腹部：平坦かつ軟，圧痛なし
> 背部：CVA* 叩打痛；－/－
> 四肢：両側下腿浮腫なし
> 関節：腫脹・発赤・熱感なし
> 皮膚：皮疹なし
> 下肢 MMT：5/5

＊CVA：肋骨脊柱角 costovertebral angle

不明熱エキスパートの頭の中①

　入院11日前に発熱はあったが，解熱しており，症状も改善しているので，ウイルス感染などの自然軽快するような疾患だった可能性がある．そのうえで，新たに発熱，ふらつきを自覚している．咳嗽，頻呼吸，SpO_2 低値を認めており，ウイルス感染後の肺炎などを念頭に置き鑑別を挙げていく．

 ## さて，診断は？

エキスパートの思考を追いながら考えてみよう．

① Review of Systems（ROS）を行う

- （－）　呼吸困難，頭痛，痰，鼻汁，むせ，腹痛，悪心・嘔吐，関節痛，排尿時痛
- （＋）　発熱，食思不振，咳嗽，ふらつき，頻呼吸

② 検査結果

表1：血液検査所見

血算		生化学・凝固			
WBC（/μL）	16,400H	TP（g/dL）	7.09	Cr（mg/dL）	1.02
Lymph（%）	3.6	Alb（g/dL）	3.32	BUN（mg/dL）	14.1
Mono（%）	1.8	AST（IU/L）	42	Glu（mg/dL）	131
Neut（%）	94.4%	ALT（IU/L）	43	Na（mmol/L）	136
Eosino（%）	0.1	LDH（IU/L）	203	K（mmol/L）	4.1
Baso（%）	0.1	ALP（IU/L）	124	Cl（mmol/L）	100
Hb（g/dL）	12.9	γ-GT（IU/L）	32	T-Bil（mg/dL）	0.50
Ht（%）	41.1	Amy（IU/L）	58	CRP（mg/dL）	3.65 H
Plt（×10⁴/μL）	54.6				

H：高値

表2：尿検査所見

定性		沈渣	
潜血	（−）	赤血球	<1
蛋白	（±）	白血球	<1
糖定性	（−）	扁平上皮	<1
ケトン体	（−）		
白血球数定性	（−）		
亜硝酸塩	（−）		

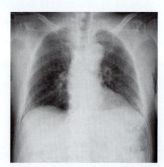

図1：胸部単純X線写真
特記すべき異常なし．

不明熱エキスパートの頭の中②

　頻呼吸やSpO₂の低下から，肺炎を考えたいが，胸部X線上ははっきりしなかった．敗血症に伴う頻呼吸，SpO₂も考えられる．高齢者の敗血症の原因には，肺炎，尿路感染症（急性腎盂腎炎や急性前立腺炎），胆管炎，蜂窩織炎が代表的だが，腹痛，CVA叩打痛，皮膚発赤，白血球尿，胆道系酵素上昇などは認めないという状況である．

③ 発熱患者の状況を Problem List にまとめよう

Problem List

- ☐ 1 発熱
- ☐ 2 食思不振
- ☐ 3 咳嗽
- ☐ 4 頻呼吸
- ☐ 5 SpO_2 低下
- ☐ 6 ふらつき
- ☐ 7 血小板増加
- ☐ 8 CRP 上昇

④ 鑑別診断は？

肺炎，敗血症・菌血症あたりは残るが，肺野に大きな異常を認めない場合，頻呼吸，SpO_2 低下から，肺血栓塞栓症を考えるべきである．

不明熱エキスパートの頭の中③

頻呼吸，SpO_2 低下があるため，肺炎について CT で評価すべきである．そのうえで，肺野病変がない場合，造影 CT で，肺血栓塞栓症を検索すべきである．

⑤ 確定診断・除外診断を進めよう（追加検査）

胸腹部骨盤部造影 CT を行った（図2）．

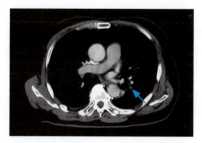

図2：胸部造影 CT
左下葉枝に造影不良を認めた（→）．

不明熱エキスパートの頭の中④

発熱，頻呼吸，SpO$_2$ 低下を認めたものの，肺野病変がなかったため，造影 CT を施行した．説明のつかない頻呼吸，SpO$_2$ 低下をみた場合，造影 CT で肺血栓塞栓症がないかを確認することが重要である．

最終診断：肺血栓塞栓症

⑥ 不明熱エキスパートの診断・治療戦略

Pitfall はどこにあるか？

- 肺血栓塞栓症を診断しようと思うと，造影 CT もしくは肺換気血流シンチグラフィーで肺血栓塞栓症を証明することになる．
- 腎機能が悪かったり，造影剤投与の手間（同意書の発生）などさまざまな理由で造影 CT を行わない（行いたくない？）ことがあるかもしれないが，鑑別に挙がった critical な疾患が診断・治療できないリスクと，造影剤による合併症のリスクのどちらが大きいか考えて決定しよう．

"不明熱"で終わらせない一手は何か？

- 画像上肺野に病変を認めない原因不明の SpO$_2$ 低下，頻呼吸では肺血栓塞栓症は必ず鑑別に入れる．また肺血栓塞栓症は発熱の原因になりうることも覚えておく．

✎MEMO エキスパートが使っている EBM 豆知識

　不明熱の原因の一つに肺血栓塞栓症があるとよく言われる．ただ，これを証明することはかなり難しいのだと思う．例えば，進行した悪性腫瘍＋肺血栓塞栓症という状況であれば，腫瘍熱による発熱かもしれないという仮説も成り立つので肺血栓塞栓症で発熱すると断定は難しくなる．不明熱の原因の 6% は，肺血栓塞栓症が原因になっているのでないかとする論文[1]でも，他に発熱すべき疾患がなさそうなことをもって，肺血栓塞栓症による発熱と定義している．また，肺血栓塞栓症の患者の 4〜14% 程度で，症状として，発熱を認めるようである[2,3]．発熱からだけではなく，説明のできない頻呼吸や SpO$_2$ 低下など，肺血栓塞栓症の全体像から，ア

プローチすることが現実的と思う．

⑦ 症例のその後の経過

肺血栓塞栓症に対して，ヘパリンナトリウム（ヘパリンナトリウム®）投与を開始した．治療開始後解熱し，経口抗凝固薬に変更後，退院とした．血栓要因を検索したが，明らかなものは認めなかった．

📖 『この1冊で極める 不明熱の診断学』のここを読もう！

- ➔ P.70　　肺血栓塞栓症と発熱についての詳細が載っています！
- ➔ P.278　「不明熱鑑別診断マトリックス」にも肺血栓塞栓症は載っています！

文献

1) AbuRahma AF, et al：Role of venous duplex imaging of the lower extremities in patients with fever of unknown origin. Surgery 121(4)：366-71. 1997
2) Stein PD, et al：Fever in acute pulmonary emolism. Chest 117(1)：39-42. 2000
3) Miniati M, et al：Clinical presentation of acute pulmonary embolism: survey of 800 cases. Plos One 7(2)：e30891. 2012

（久田敦史）

第Ⅱ章　各論：症例検討編

ケース24　血培，血培，血培…

症　例	63歳　男性

主　訴　発熱，腹痛

現病歴　X年7月2日，右肘，両側大腿に10cm大の紅色皮疹が出現した．熱を持って痛みを伴い，歩行困難なほどであった．37.5℃の発熱があり倦怠感が強かった．数日後，皮膚科受診したところ，結節性紅斑としてロキソプロフェン（ロキソニン®）を処方されたが，改善は乏しかった．さらに数日後，皮膚科を再受診し右肘蜂窩織炎としてセフォチアム（パンスポリン®）を処方されたが，微熱は持続した．1週間後，下腹部痛が出現し，38℃の発熱も認めた．本日，発熱，腹痛が続くため，当科へ紹介となった．

既往歴・手術歴・輸血歴　高血圧，多発脳梗塞（43歳，無症候性），30歳で痛風，50歳で肺炎

内服薬　セフォチアム（パンスポリン®T錠100）400mg/日（7月6〜29日），カンデサルタン（ブロプレス®），アムロジピン（ノルバスク®），アスピリン（アスピリン®），メコバラミン（メチコバール®錠500μg/日），ファモチジン（ガスター®D錠20mg/日）

アレルギー　なし

家族歴　特記事項なし

喫　煙　15本/日×40年間．現在も喫煙している

飲　酒　缶ビール2本/日

身体所見

体温：37.4℃，血圧：147/91mmHg，脈拍数：75回/分，呼吸数：16回/分，意識清明

頭頸部：眼瞼結膜；貧血なし　眼球結膜；黄染なし　頸部リンパ節；腫脹なし

> 胸部：心音；整，心雑音なし　呼吸音；清，ラ音なし
> 腹部：平坦かつ軟　腸蠕動音；正常　臍周囲〜下腹部正中に軽度圧痛あり　叩打痛や反跳痛なし
> 四肢：浮腫なし
> 関節：腫張や圧痛なし
> 皮膚：皮疹なし

不明熱エキスパートの頭の中①

　結節性紅斑や蜂窩織炎の診断は正しいのだろうか．結節性紅斑の原因は溶連菌，特発性が多く，そのほかにも結核，サルコイドーシス，炎症性腸疾患，Behçet病などが挙げられる．蜂窩織炎の起因菌は溶連菌，黄色ブドウ球菌が多い．診察時，皮疹を認めないが，皮疹が発熱や腹痛と関連があるものと考えると結核，炎症性腸疾患，Behçet病は発熱，腹痛を来しうる．一方，皮疹と発熱，腹痛が関連がないものと考えると，単純に虫垂炎，憩室炎，感染性腸炎，*Clostridium difficile* 感染症，膀胱炎〜腎盂腎炎などの可能性もあるだろう．腹痛の程度は軽いようだが，心血管リスクが高い患者であり腹部大動脈解離や腹部大動脈瘤切迫破裂も鑑別に挙がる．

 さて，診断は？

エキスパートの思考を追いながら考えてみよう．

① Review of Systems（ROS）を行う

（＋）発熱，倦怠感，食思不振，寒気，頭痛，下腹部痛，水様下痢（2週間続いた後，軽快），紅色皮疹（現在は消失）
（－）悪寒戦慄，咳，痰，咽頭痛，鼻汁，血便，排尿痛，排尿困難，残尿感，尿意切迫感，頻尿

② 検査結果

表1：血液検査所見

血算		生化学			
WBC（/μL）	8,000	TP（g/dL）	6.99	Amy（IU/L）	66
Neut（%）	72.2	Alb（g/dL）	3.83	Cr（mg/dL）	1.09
Lymph（%）	21.0	AST（IU/L）	17	BUN（mg/dL）	17.9
Mono（%）	6.4	ALT（IU/L）	21	Glu（mg/dL）	106
Eosino（%）	0.3	LDH（IU/L）	208	Na（mmol/L）	138
Baso（%）	0.1	ALP（IU/L）	205	K（mmol/L）	4.4
RBC（×10^4/μL）	427	γ-GT（IU/L）	57	Cl（mmol/L）	104
Hb（g/dL）	13.5	T-Bil（mg/dL）	0.86	CRP（mg/dL）	7.93 H
MCV（fL）	93.4				
Plt（×10^4/μL）	27.6				

H：高値

表2：尿検査所見

定性		沈渣	
潜血	（−）	RBC（/HPF）	1〜4
蛋白	（1+）	WBC（/HPF）	1〜4
糖	（−）		
ケトン	（−）		
WBC	（−）		
亜硝酸塩	（−）		

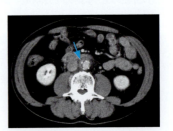

図1：腹部骨盤部造影CT
腹部大動脈の壁在血栓（→）と周囲の脂肪織濃度上昇を認める．

- 胸部単純X線写真：特記すべき異常所見なし．

不明熱エキスパートの頭の中②

　血液検査では炎症反応上昇を認めるのみで，血球減少や臓器障害は認めない（表1）．尿検査で白血球尿や細菌尿はなく，尿路感染症ではない（表2）．腹部骨盤部造影CTで腹部大動脈の壁在血栓と周囲の脂肪織濃度上昇を認め，腹部大動脈炎〜大動脈周囲炎が疑われる（図1）．大動脈瘤には至っていない．腹部圧痛が軽度であり，腹膜刺激徴候が乏しいことも納得できる．虫垂炎や憩室炎とするような所見は認めない．

③ 発熱患者の状況を Problem List にまとめよう

Problem List
- ☐ 1 発熱，下腹部痛，軽度圧痛
- ☐ 2 水様下痢（inactive）
- ☐ 3 四肢の有痛性紅斑（inactive）
- ☐ 4 高血圧
- ☐ 5 脳梗塞の既往
- ☐ 6 喫煙
- ☐ 7 抗菌薬先行投与

④ 鑑別診断は？

Problem List から大動脈炎を強く疑った．大動脈炎の鑑別には表3に挙げたような疾患がある．

表3：大動脈炎の鑑別診断

A. 炎症性	大血管炎（側頭動脈炎，高安動脈炎，関節リウマチ，SLE など），その他の血管炎（ANCA 関連血管炎，Behçet病 など），サルコイドーシス，慢性大動脈周囲炎（特発性後腹膜線維症，炎症性大動脈瘤），IgG4 関連動脈周囲炎
B. 感染性	細菌性（*Salmonella*，ブドウ球菌，肺炎球菌など），梅毒，結核など

（文献1）より引用）

不明熱エキスパートの頭の中③

発熱，腹痛の原因は腹部大動脈炎でよいだろう．では，腹部大動脈炎の原因は何だろうか？ 文献検索したところ，大動脈炎の鑑別診断を示した文献を見つけた．そこに記載されていた鑑別診断が上記である．炎症性大動脈炎の治療はステロイドとなるものが多く，感染性大動脈炎の治療は抗菌薬や抗結核薬であることに気づく．もし原因が感染性大動脈炎であった場合に，ステロイド治療を行うと病状を悪化させることになってしまう．まずは感染性大動脈炎の評価を十分に行う必要があり，治療の順序としてはまず抗菌薬，抗菌薬が無効であれば，次に抗結核薬やステロイドとなる．抗菌薬先行投与があったこともあり，まずは血液培養を数日間繰り返した後に *Salmonella*，ブドウ球菌，肺炎球菌を標的にした抗菌薬点滴を開始することにしよう．下痢が2週間ほど続いていた点は *Salmonella* が示唆されるが，菌血症の一症状として下痢を呈していた可能性もある．

⑤ 確定診断・除外診断を進めよう（追加検査）

　1週間に血液培養2セットを計5回行った．3回目の血液培養が陽性となり，*Campylobacter jejuni* が検出された．尿培養陰性，便CDトキシン陰性，RF陰性，抗核抗体（ANA）陰性，ANCA陰性，IgG4基準範囲内であった．

不明熱エキスパートの頭の中④

　起因菌がわからないまま感染性大動脈炎を治療するのは難しい．本症例では抗菌薬先行投与があり，いつ血液培養が陽性となるか明確でなかったが，幸い血液培養が陽性となってくれた．抗菌薬投与をがまんして血液培養を繰り返した甲斐があった！

最終診断：*Campylobacter jejuni* による腹部大動脈炎

⑥ 不明熱エキスパートの診断・治療戦略

Pitfall はどこにあるか？
- 腹痛を訴える患者に腹部CTを行うことが一般的だが，大動脈の所見のチェックも忘れないようにしたい．

"不明熱"で終わらせない一手は何か？
- 「動脈硬化のある中年〜高齢者の発熱＋腹痛」では，感染性腹部大動脈炎や感染性腹部大動脈瘤を鑑別診断に挙げる．

📝MEMO エキスパートが使っている EBM 豆知識

- 対象疾患：感染性大動脈瘤．
- ゴールドスタンダード：CT，病理，組織培養．
- 感度，特異度：50 ～ 75％，－．
- 解釈：血培陰性でも感染性大動脈瘤は除外できない．

　培養検査なしに抗菌薬が処方されることも多い現状を踏まえると，血液培養で起因菌が同定されない割合はもっと高い印象である．

⑦ 症例のその後の経過

　シプロフロキサシン（シプロキサン®注）点滴を5週間，ミノサイクリン（ミノマイシン®錠）内服を2週間行った．発熱や腹痛は順調に改善した．CTを半年～1年ごとに3年半フォローしたが，腹部大動脈の拡大は認めず終診となった．

📖『この1冊で極める 不明熱の診断学』のここを読もう！

- ➡ P.107　感染性動脈瘤のレビューと経験談が載っています！
- ➡ P.181　腹部の身体所見についてまとめてあります．腹部大動脈炎では腹膜刺激症状がなく，浅く押しても圧痛はなく，深く押すと圧痛があるというのが特徴的だと思います．
- ➡ P.210　血液培養に関して詳しく書かれています！
- ➡ P.241　抗菌薬投与の注意点が書かれています．安易な抗菌薬投与により血液培養が偽陰性となり，診断や治療が難しくなるという側面があります．

文献

1) Gornik HL, Creager MA：Aortitis. Circulation 117. 3039-51. 2008

（末松篤樹）

第Ⅱ章　各論：症例検討編

ケース25　足先が紫色に…

症　例　60歳　男性
主　訴　両下肢痛，腰痛，発熱
現病歴　1ヵ月前に徐々に両側ふくらはぎの痛み，腰痛が出現した．2週間前に痛みが強いため，整形外科を受診した．腰椎症を疑われ，腰椎MRIが施行されたが，脊髄を圧迫する病変を認めなかった．初診日，両側ふくらはぎの痛み，腰痛が増悪し，歩行困難となり救急外来を受診した．両足のつま先が紫色になった．両足のしびれがある．熱の自覚はなかったが，ER受診時に38℃の熱があった．
既往歴・手術歴・輸血歴　45歳で尿道結石
内服薬　ロキソプロフェン（ロキソニン®錠）
アレルギー　なし
家族歴　特記事項なし
喫　煙　20歳〜．20本/日．3ヵ月前に禁煙
飲　酒　機会飲酒程度
身体所見

体温：38.3℃，血圧：125/85 mmHg，脈拍数：82回/分，呼吸数：18回/分，意識清明
頭頸部：眼瞼結膜；貧血なし　眼球結膜；黄染なし　リンパ節腫脹なし
胸部：呼吸音；清，ラ音なし　心音；整，心雑音なし
腹部：平坦かつ軟，圧痛なし　腸蠕動音；正常
背部：脊柱叩打痛；なし　CVA*叩打痛；−
四肢：両側下腿浮腫あり　関節腫脹や圧痛なし
皮膚：図1, 2参照
神経：左下腿外側〜足背，右足背に触覚低下，温痛覚低下，振動覚低下あり（両側腓骨神経，左外側腓腹皮神経領域に一致）

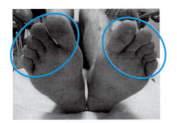

図1：両足の紫斑（blue toe）
（カラー口絵参照）

両側足趾が紫色に変色している（◯）．

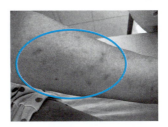

図2：上肢の触知可能な紫斑
（カラー口絵参照）

両側上肢に触知可能な紫斑を認める（◯）．

＊CVA：肋骨脊柱角 costvertebral angle

不明熱エキスパートの頭の中①

　両下肢痛，腰痛と聞くとまずは腰椎症や腰部脊柱管狭窄症を疑うが，腰椎MRIで異常所見を認めず，除外される．「発熱を伴う腰痛」にはレッドフラッグサイン（→ケース6参照）の1つであり，化膿性椎間板炎，腸腰筋膿瘍，脊柱起立筋膿瘍，感染性腹部大動脈瘤を鑑別診断に挙げる必要がある．2週間前の腰椎MRIで異常所見を指摘されていないが，これらの疾患はクリティカルな疾患であり，しっかりと評価したい．紫色の足趾（図1）は，blue toe 症候群を想起させる．blue toe 症候群の原因は何だろうか？ コレステロール塞栓が有名だが，本症例ではカテーテル操作後というわけではない．触知可能な紫斑（図2）や末梢神経障害は，血管炎症候群を想起させる．

さて，診断は？

エキスパートの思考を追いながら考えてみよう．

① Review of Systems (ROS) を行う

（＋）発熱，倦怠感，寒気，両下腿〜足の痛み・しびれ，紫色の足趾，両側前腕痛，腰痛

（－）悪寒戦慄，食思不振，寝汗，体重減少，頭痛，悪心，咳，痰，呼吸困難，咽頭痛，鼻汁，腹痛，下痢，背部痛，排尿困難，関節痛，筋力低下

② 検査結果

表1：血液検査所見

血算		生化学			
WBC（/μL）	13,000 H	TP（g/dL）	5.68	Amy（IU/L）	25
Neut（%）	85.8	Alb（g/dL）	2.33	Cr（mg/dL）	0.87
Lymph（%）	6.5	CK（IU/L）	389	BUN（mg/dL）	19.2
Mono（%）	5.3	AST（IU/L）	35	Na（mmol/L）	134
Eosino（%）	2.2	ALT（IU/L）	46	K（mmol/L）	4.4
Baso（%）	0.02	LDH（IU/L）	208	Cl（mmol/L）	99
RBC（×10^4/μL）	366	ALP（IU/L）	321	Glu（mg/dL）	110
Hb（g/dL）	10.9	γ-GT（IU/L）	175 H	CRP（mg/dL）	18.54 H
MCV（fL）	87.7	T-Bil（mg/dL）	0.54	H：高値	
Plt（×10^4/μL）	26.6				

表2：尿検査所見

定性		沈渣	
潜血	（－）	RBC（/HPF）	1〜4
蛋白	（＋－）	WBC（/HPF）	1〜4
糖	（－）		
ケトン	（－）		
WBC	（－）		
亜硝酸塩	（－）		

- 胸部単純X線写真：異常所見なし．
- 腹部骨盤部造影CT：腸腰筋膿瘍なし，脊柱起立筋膿瘍なし，腹部大動

脈瘤なし，大動脈プラークはごく軽度ある．
- 胸腰椎 MRI：異常所見なし．

不明熱エキスパートの頭の中②

　化膿性椎間板炎は発症早期では脊椎MRIで異常所見を認めないことがあるが，本症例では発症から1ヵ月経過した時点での脊椎MRI検査で異常所見を認めないため，除外診断される．腹部骨盤部造影CTの結果，腸腰筋膿瘍，脊柱起立筋膿瘍，感染性腹部大動脈瘤も除外診断された．血管炎症候群も鑑別診断に挙がっているが，肺病変や腎障害はない．

③ 発熱患者の状況を Problem List にまとめよう

Problem List

- □ 1　両側ふくらはぎ〜足痛
- □ 2　腰痛
- □ 3　blue toe syndrome
- □ 4　両足のしびれ，左下腿外側〜足背，右足背に触覚・温痛覚・振動覚低下
- □ 5　発熱
- □ 6　両側上肢の触知可能な紫斑
- □ 7　両側前腕痛
- □ 8　両下腿浮腫
- □ 9　WBC/CRP 上昇

④ 鑑別診断は？

　血管炎症候群，コレステロール塞栓，感染性心内膜炎，クリオグロブリン血症．

不明熱エキスパートの頭の中③

　Problem Listの4は多発性単神経炎と思われる．多発性単神経炎や触知可能な紫斑は血管炎症候群に特異的な症候であり，血管炎症候群の可能性が高まる．blue toe症候群から鑑別診断を挙げるのも有用だろう（表3）．表3の鑑別診断の中から，発熱を来すもの，本症例の全体像が比較的合うものをピックアップすると，コレステロール塞栓，感染性心内膜炎，血管炎症候群，クリオグロブリン血症が主な鑑別診断となる．血液培養，抗核抗体，ANCA，クリオグロブリン，皮膚生検を施行したい．

表3：blue toe 症候群の鑑別診断

動脈血流の低下	塞栓	・コレステロール塞栓 ・心臓や大動脈の腫瘍，粘液腫 ・疣贅 ・感染性心内膜炎 ・非感染性血栓性心内膜炎	静脈血流の障害	静脈血栓	・静脈血栓の進展 ・有痛性青股腫とうっ血性壊疽
	血栓	・抗リン脂質抗体症候群 ・悪性腫瘍 ・血栓性血小板減少性紫斑病 ・播種性血管内凝固 ・ワルファリンによる皮膚壊死	循環する血液の異常		・過粘稠を伴うパラプロテイン血症 ・骨髄増殖性疾患 ・真性多血症 ・本態性血小板減少症 ・クリオグロブリン血症
	血管収縮の障害	・アクロチアノーゼ，ペリノーシス ・薬剤性血管収縮			
	感染性/非感染性炎症	・梅毒，化膿性感染症 ・Behçet 病，血管炎			
	その他の血管閉塞				

（文献1）より引用）

⑤ 確定診断・除外診断を進めよう（追加検査）

表4：免疫検査

抗核抗体（ANA）（倍）	40
p-ANCA（U/mL）	<10
c-ANCA（U/mL）	<10
クリオグロブリン	（－）

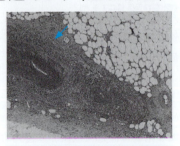

図3：左前腕の触知可能な紫斑皮膚生検（カラー口絵参照）

皮下脂肪織の小動脈に血管壁のフィブリノイド変性が目立ち，壁内から周囲にかけて好中球を主体とする高度の炎症細胞浸潤を認める（壊死性血管炎の所見）（➡）．

- 血液培養2セット：(-).
- 右第1足趾皮膚生検：真皮〜皮下脂肪織の小静脈から毛細血管内にかけて，フィブリン血栓が多数認められる．炎症細胞浸潤は乏しい．

不明熱エキスパートの頭の中④

　発熱，多発性単神経炎，壊疽・紫斑，筋痛，中・小動脈のフィブリノイド壊死性血管炎の存在より，結節性多発動脈炎の診断基準を満たす．コレステロール塞栓は大動脈プラークが乏しいこと，カテーテル処置後ではないこと，皮膚生検でコレステロールクレフト（動脈内の針状の裂隙）を認めないことから除外診断される．感染性心内膜炎は血液培養2セットが陰性であること，クリオグロブリン血症はクリオグロブリン陰性であることから除外診断される．

最終診断：結節性多発動脈炎

⑥ 不明熱エキスパートの診断・治療戦略

Pitfall はどこにあるか？

- blue toe 症候群をみるとコレステロール塞栓が第一に思い浮かぶが，コレステロール塞栓だけに捉われず，感染性心内膜炎や血管炎などの鑑別診断を挙げることを忘れない．

"不明熱" で終わらせない一手は何か？

- 本症例では blue toe の皮膚生検では確定診断がつかず，"触知可能な紫斑"の皮膚生検で確定診断がついた．触知可能な紫斑は血管炎に特異的な症候であり，紫斑を見つけたら，触知可能かどうかに敏感になるべきである．末梢神経障害をみたときに，ポリニューロパチーなのか，血管炎症候群に特異的な多発性単神経炎なのかを見極めることが大切である．

✎MEMO エキスパートが使っている EBM 豆知識

ANCA 陰性だけで，血管炎は除外できないことに注意する．

表5：血管炎症候群における ANCA 陽性率

結節性多発動脈炎	<10%
Wegener 肉芽腫症	90%（PR3-ANCA）
顕微鏡的多発血管炎	90%（MPO-ANCA）
Churg-Strauss 症候群	50%（MPO-ANCA>PR3-ANCA）

- この中で結節性多発動脈炎について詳しくみると，
- ゴールドスタンダード：病理組織，血管造影．
- 感度：＜10％．
- 解釈：感度が非常に低く，ANCA 陰性でも結節性多発動脈炎を除外診断できない．

⑦ 症例のその後の経過

プレドニゾロン（プレドニゾロン®）60 mg/日の内服を開始したところ解熱し，両側ふくらはぎ〜足痛，腰痛も改善した．足趾は一部壊疽したが，外科的介入なしで回復した．両下腿のビリビリしたしびれは残存したため，プレガバリン（リリカ®），3環系抗うつ薬を併用した．

📖『この1冊で極める 不明熱の診断学』のここを読もう！

- ➔ P.88　血管炎について簡単に解説されています！
- ➔ P.232　「不明熱」の診断に有用な生検部位と所見について，表にまとめてあります！

文献

1) Hirschmann JV, Raugi GJ：Blue (or purple) toe syndrome. J Am Acad Dermatol 60(1)：1-20, 2009
2) 厚生労働省特定疾患・難治性血管炎分科会による診断基準．2006
3) Falk RJ, Merkel PA：Clinical spectrum of antineutrophil cytoplasmic autoantibodies. UpToDate〔2018.2.14 確認〕

（末松篤樹）

第Ⅱ章　各論：症例検討編

ケース26　アメーバの既往はあるが…

症　例	28歳　男性
主　訴	発熱，倦怠感
現病歴	3週間前まで，1ヵ月間，母国であるベトナムに帰国していた．昨日，発熱，倦怠感があり，ベッドに横になっていた．本日，倦怠感が増悪しており，起立困難となり救急搬送された．搬送中に意識レベルが低下し，不穏状態となった．ベトナム出身の留学生である．
既往歴	2歳，16歳でアメーバ症（詳細不明だが入院はしていない）．高校卒業後，リウマチ熱を発症し24歳までペニシリン内服をしていた
内服薬	なし
アレルギー	なし
家族歴	特記事項なし
喫　煙	なし　飲　酒　なし
身体所見

体温：40.1℃，血圧：123/44 mmHg，心拍数：157/分，呼吸数：30/分，SpO_2：97％（酸素10 L/分），意識レベルはGCS 11（E4V3M4）で，不穏を伴った
頭頸部：眼瞼結膜；貧血なし　眼球結膜；黄染なし　項部硬直なし
頸部リンパ節：触知なし　甲状腺；腫大なし
胸部：呼吸音，心音に異常なし
腹部：平坦かつ軟，圧痛なし　肝叩打痛なし
皮膚：皮疹なし

不明熱エキスパートの頭の中①

　ベトナムより帰国後の発熱であり，マラリア，デング熱，腸チフス，アメーバ赤痢，A型肝炎などが鑑別診断に挙がる．本症例での潜伏期間は3〜7週間と推定され，マラリア，腸チフス，アメーバ赤痢，A型肝炎はこの潜伏期間となりうる．一方，肺炎，尿路感染症，胆道感染症などのcommonな感染症も忘れてはいけない．また，意識障害を伴う発熱であり，細菌性髄膜炎や無菌性髄膜炎の可能性もある．本症例では，病歴と身体所見だけでは感染臓器を絞れない．

 さて，診断は？
エキスパートの思考を追いながら考えてみよう．

① Review of Systems（ROS）を行う

意識障害があり，本人からの病歴聴取が難しい．
（＋）　発熱，倦怠感，起立困難
（－）　？

② 検査結果

表1：血液検査所見

血算		生化学			
WBC（/μL）	1,500 L	TP（g/dL）	7.41	Cr（mg/dL）	1.29
Lymph（%）	72	Alb（g/dL）	4.15	BUN（mg/dL）	15.4
Mono（%）	2	CK（IU/L）	63	Glu（mg/dL）	241
Neut（%）	26	AST（IU/L）	85	Na（mmol/L）	127
Eosino（%）	0	ALT（IU/L）	100 H	K（mmol/L）	3.7
Baso（%）	0	LDH（IU/L）	347	Cl（mmol/L）	96
RBC（×10⁴/μL）	504	ALP（IU/L）	231	T-Bil（mg/dL）	2.51
Hb（g/dL）	15.3	γ-GT（IU/L）	212	CRP（mg/dL）	24.7 H
Plt（×10⁴/μL）	7.3 L	Amy（U/L）	27	H：高値，L：低値	

(表1つづき)

凝固		動脈血液ガス	
PT（秒）	15.5	pH	7.447
INR	1.29	pCO$_2$（mmHg）	22
APTT（秒）	27	pO$_2$（mmHg）	191
Fib（mg/dL）	552	HCO$_3^-$（mmol/L）	14.9
FDP（μg/mL）	25.7	乳酸（mg/dL）	55

表2：尿所見

定性		沈渣	
潜血	(±)	RBC（/HPF）	1～4
蛋白	(3+)		
糖	(−)		
WBC	(−)		

- 胸部X線：肺野に異常はない．

不明熱エキスパートの頭の中②

　白血球減少，血小板減少，凝固異常，混合性肝障害，ビリルビン上昇，呼吸性アルカローシス＋乳酸アシドーシスを認める（表1）．マラリア，デング熱，腸チフスはこの検査異常をとりうるので，マラリア鏡検，デング熱抗体やPCR，血液培養2セットは検査したい．A型肝炎にしては肝障害の程度が軽い印象である．敗血症に合致する検査異常であり，敗血症の感染臓器の検索も十分に行いたい．尿検査（表2），胸部X線写真より，尿路感染症や肺炎は認めない．胆管炎，髄膜炎，肝膿瘍の可能性があり，腹部骨盤部造影CT，髄液検査を施行したい．

③ 発熱患者の状況をProblem Listにまとめよう

Problem List

- ☐ 1　発熱，SIRS（体温40.1℃，心拍数157/分，呼吸数30/分，WBC 1,500/μL）
- ☐ 2　意識障害，不穏
- ☐ 3　ベトナム渡航歴
- ☐ 4　アメーバ症の既往
- ☐ 5　DIC
- ☐ 6　混合性肝障害
- ☐ 7　T-Bil 上昇
- ☐ 8　呼吸性アルカローシス＋乳酸アシドーシス

④ 鑑別診断は？

マラリア，デング熱，腸チフス，胆管炎，細菌性髄膜炎，肝膿瘍（アメーバ，クレブシエラなど）．

不明熱エキスパートの頭の中③

敗血症の場合，抗菌薬投与は来院から1時間以内が目標とされており，できるだけ早く血液培養2セット，髄液検査を施行し，抗菌薬点滴を開始したい．血液培養採取後に髄液検査の実施を待たずに，セフトリアキソン（ロセフィン®）2 g/日点滴を投与開始することも考慮される．

⑤ 確定診断・除外診断を進めよう（追加検査）

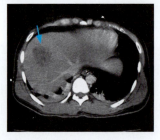

図1：腹部骨盤部造影CT
肝S8に47 mm×41 mmの多房性囊胞性病変を認める（→）．

- 髄液検査：無色透明，細胞数3/μL，TP 13 mg/dL，糖110 mg/dL．
- マラリア検鏡3回（−），デング熱抗体（−），チクングニア熱抗体（−）．
- 血液培養2セット（＋）：*Klebsiella pneumoniae*．
- 赤痢アメーバ抗体陰性，便中アメーバ検査陰性．

不明熱エキスパートの頭の中④

造影CTで肝膿瘍の診断となった（図1）．原因微生物は，クレブシエラなどの腸内細菌科，バクテロイデスなどの嫌気性菌，赤痢アメーバなどである．本症例では赤痢アメーバの可能性も十分にあったが，クレブシエラが起因菌であった．台湾の症例集積研究では細菌性肝膿瘍の起因菌の69％が*Klebsiella pneumoniae*であったと報告されており，頻度の高い細菌である[1]．commonなものは，やはりcommonである．

最終診断：細菌性肝膿瘍（クレブシエラ）

⑥ 不明熱エキスパートの診断・治療戦略

Pitfall はどこにあるか？
- 熱源検索に胸部〜骨盤部「単純CT」が施行されているのをよく見かける．ただ，単純CTでは膿瘍の有無を判断することはできない．

"不明熱"で終わらせない一手は何か？
- 病歴や身体所見で熱源がわかりにくい場合は，肝膿瘍，腎膿瘍，腸腰筋膿瘍などの膿瘍を鑑別診断に挙げ，「造影CT」を施行することが重要である．肝膿瘍や腎膿瘍に関しては，腹部エコーでの評価も簡便，かつ有用である．

⑦ 症例のその後の経過

　救急外来で鎮静，気管挿管し人工呼吸器管理とした．血液培養提出後，セフトリアキソン，メトロニダゾール（フラジール®）で治療開始した．外科医師によりエコーガイド下経皮的膿瘍ドレナージ術を施行した．初期治療に反応し，バイタルサインは比較的速やかに安定化した．抗菌薬治療20日目の造影CTで膿瘍の縮小を認めた（31 mm×19 mm）．解熱が続いており，CRPもほぼ陰性化したため，ドレーン抜去し，退院した．

『この1冊で極める 不明熱の診断学』のここを読もう！

- P.17　感染症の潜伏期間が載っています！
- P.69　肝膿瘍について簡単にまとめてあります！
- P.227　熱源検索のCTについての注意点を記載しています！

文献
1) Yang CC, et al：Comparison of pyogenic liver abscess caused by non-Klebsiella pneumoniae and Klebsiella pneumoniae. J Microbiol Immunol Infect 37(3)：176-84, 2004

〈末松篤樹〉

第Ⅱ章　各論：症例検討編

ケース27　何年もの時を経て診断できた！

|症　例|40歳　女性
|主　訴|発熱
|現病歴|1ヵ月前から発熱，顔の皮疹，口内炎があり，食事がとれなかった．2週間前にいったん解熱し，口内炎も軽快した．2日前から再度40℃の発熱が続き，当科紹介となった．食べるとお腹がゴロゴロし，肛門の辺りが痛む．
|既往歴|
27歳で特発性血小板減少症，脾臓摘出術後，ピロリ菌除菌
31歳で第1子出産．妊娠中，血小板減少を認めたが，出産後に回復した．
9ヵ月前に両側下肢静脈血栓症
|内服薬|　プレドニゾロン（プレドニゾロン®）5 mg/日，エルトロンボパグ　オラミン（レボレード®）12.5 mg/日，2週間前からワルファリンカリウム（ワーファリン®）を一時中止中
|アレルギー|　なし
|家族歴|　特記事項なし
|喫　煙|　なし　|飲　酒|　なし
|身体所見|
体温：38.1℃，血圧：91/46 mmHg，脈拍数：79回/分，呼吸数：16回/分，SpO₂：96％，JCS：0
頭頸部：結膜；貧血なし，黄染なし　口腔：両側頬粘膜，口蓋に口腔潰瘍あり（痛みを伴わない）（図1）　頸静脈怒張なし
頸部リンパ節：腫脹なし
胸部：呼吸音；ラ音なし　心音；雑音なし
腹部：腹腔鏡術後手術痕あり，やや膨満，軟，明らかな圧痛なし
脊柱；圧痛なし　CVA*叩打痛；－

四肢：下肢腫脹なし，圧痛なし
関節：腫脹なし，圧痛なし
皮膚：顔面紅斑（蝶形紅斑）あり，顔面以外に皮疹なし

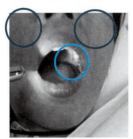

図1：無痛性口腔潰瘍
（カラー口絵参照）

左頰粘膜に無痛性口腔潰瘍（○）を認める．顔面紅斑も一部確認できる（○）．

＊CVA：肋骨脊柱角 costovertebral angle

不明熱エキスパートの頭の中①

　発熱，無痛性口腔潰瘍，顔面紅斑から全身性エリテマトーデス systemic lupus erythematosus（SLE）が想起される．特発性血小板減少症 idiopathic thrombocytopenic purpura（ITP）の既往があるが，ITP が SLE の初発症状となることがあるかどうか調べたい．流産歴の有無も確認したい．また，9ヵ月前に両側下肢静脈血栓症の既往があり，抗リン脂質症候群が合併しているかどうかも検討する必要がある．肛門痛の原因は何だろうか？　痔核，肛門周囲膿瘍，潰瘍性大腸炎，Crohn 病，ループス腸炎が鑑別に挙がる．

さて，診断は？
エキスパートの思考を追いながら考えてみよう．

① Review of Systems（ROS）を行う

（＋）　発熱，寒気，口内炎，少量の水様便，肛門痛
（－）　悪寒戦慄，腹痛，関節痛，筋痛，排尿時痛，頻尿，尿意切迫感，日光過敏，流産歴

② 検査結果

表1：尿検査所見

尿定性	
潜血	(−)
蛋白	(3+)
糖	(−)
ケトン体	(2+)
白血球定	(−)
亜硝酸塩	(−)

尿沈渣	
赤血球（/HPF）	<1
白血球（/HPF）	<1

表2：血液検査所見

血算		生化学	
WBC（×10^3/μL）	6.3	TP（g/dL）	5.98 L
RBC（×10^4/μL）	403	Alb（g/dL）	2.69 L
Hb（g/dL）	11.9 L	CK（U/L）	98
MCV（fL）	88.1	AST（U/L）	29
Plt（×10^4/μL）	7.9 L	ALT（U/L）	27
血液像		LDH（U/L）	176
Lymph（%）	5.5 L	ALP（U/L）	234
Mono（%）	5.4	Cr（mg/dL）	0.48 L
Neut（%）	88.9 H	BUN（mg/dL）	6.5 L
Eosino（%）	0.0 L	Na（mmol/L）	127 L
Baso（%）	0.2	K（mmol/L）	3.1 L
#LYMPH（×10^3/μL）	0.35 L	T-Bil（mg/dL）	0.74
#MONO（×10^3/μL）	0.34 H	CRP（mg/dL）	2.42 H
#NEUT（×10^3/μL）	5.61 H		
#EOS（×10^3/μL）	0.00 L		
#BASO（×10^3/μL）	0.01		
ESR（mm/時）	83 H		

H：高値，L：低値

- 胸部X線写真：肺野クリア，心拡大なし，CP angleは鋭．

不明熱エキスパートの頭の中②

　蛋白尿，リンパ球減少，血小板減少，ESR上昇を認め，SLEを支持する所見である．ACR分類基準（表3）の11項目のうち，①頬部蝶形紅斑，④口腔内潰瘍，⑦腎障害（蛋白尿），⑨血液障害（リンパ球減少，血小板減少）を満たしうるため，⑩免疫学的異常，⑪抗核抗体（ANA）陽性についての検査を追加したい．肛門痛の原因に関しては上記検査では鑑別は絞れないが，一元的に考えるのであればループス腸炎が疑われる．

表3：Criteria for Classification of SLE（1997年改訂）

① 頬部蝶形紅斑
② 円板状紅斑
③ 光線過敏症：患者病歴もしくは医師の観察にて
④ 口腔内潰瘍：通常無痛性，医師の観察にて
⑤ 非びらん性関節炎：2つ以上の末梢関節
⑥ 胸膜炎もしくは心膜炎
⑦ 腎障害
　1）0.5g/日以上もしくは3+以上の持続性蛋白尿
　2）細胞性円柱：赤血球・顆粒・尿細管性円柱
⑧ 神経障害
　1）痙攣
　2）精神障害
⑨ 血液学的異常
　1）溶血性貧血
　2）白血球減少症：4,000/μL未満が2回以上
　3）リンパ球減少症：1,500/μL未満が2回以上
　4）血小板減少症：100,000/μL未満
⑩ 免疫学的異常
　1）抗DNA抗体：native DNAに対する抗体の異常高値
　2）抗Sm抗体の存在
　3）抗リン脂質抗体陽性：抗カルジオリピン抗体，ループスアンチコアグラント陽性，梅毒血清反応偽陽性
⑪ 抗核抗体陽性

観察期間中，経時的もしくは同時に11項目中4項目以上存在すればSLEと分類する．
（文献1, 2）より引用改変）

③ 発熱患者の状況をProblem Listにまとめよう

Problem List

- ☐ 1　発熱
- ☐ 2　頬部紅斑
- ☐ 3　無痛性口腔潰瘍
- ☐ 4　肛門痛，水様便
- ☐ 5　尿蛋白3+
- ☐ 6　リンパ球減少
- ☐ 7　ESR/CRP上昇
- ☐ 8　ITP（脾摘後）
- ☐ 9　両側DVTの既往
- ☐ 10　低Na血症

④ 鑑別診断は？

　SLE，ループス腸炎，抗リン脂質抗体症候群，Crohn病，潰瘍性大腸炎，肛門周囲膿瘍，痔核．

不明熱エキスパートの頭の中③

ピロリ除菌が無効なITPからSLEへ移行した症例もあるようで[3]，本症例もそうかもしれない．肛門痛や水様便に関しては，腹部CT（図2）や下部内視鏡検査（図3）を行いたい．

⑤ 確定診断・除外診断を進めよう（追加検査）

表4：SLE診断のための追加検査

U-TP/CRN（g/g.Cr）	2.09
血清補体（CH50/mL）	12.0 L 以下
C3（mg/dL）	39 L
C4（mg/dL）	8 L
抗核抗体（ANA）（倍）	1,280H 以上
抗ds-IgG（IU/mL）	27 H 再検済
抗Sm/ELI（U/mL）	8.5
抗Clβ2G（U/mL）	2.4 再検済
抗Cl-IgG（U/mL）	12 H 再検済
RPR定性	（−）

H：高値，L：低値

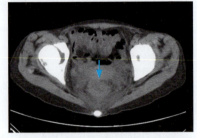

図2：腹部CT　骨盤底直腸周囲の脂肪織濃度上昇を認める（→）．

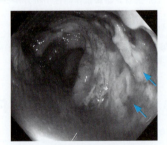

図3：下部消化管内視鏡検査
　　　（カラー口絵参照）

多発した直腸潰瘍（→）を認める．

- 腹部骨盤部造影CT：骨盤底直腸周囲の脂肪織濃度上昇．直腸は周囲の炎症を反映してか壁肥厚が目立つ（図2）．

不明熱エキスパートの頭の中④

SLEのACR分類基準の11項目のうち，①頬部蝶形紅斑，④口腔内潰瘍，⑦腎障害（蛋白尿2g/日），⑨血液障害（リンパ球減少，血小板減少），⑩免疫学的異常（抗dsDNA抗体陽性，抗カルジオリピン抗体陽性），⑪

表5：SLE分類基準

	本症例で該当する項目
①頬部蝶形紅斑	○
②円板状紅斑	
③光線過敏症：患者病歴もしくは医師の観察にて	
④口腔内潰瘍：通常無痛性，医師の観察にて	○
⑤非びらん性関節炎：2つ以上の末梢関節	
⑥胸膜炎もしくは心膜炎	
⑦腎障害 　1) 0.5g/日以上もしくは3+以上の持続性蛋白尿 　2) 細胞性円柱：赤血球・顆粒・尿細管性円柱	○ (蛋白尿2g/日)
⑧神経障害 　1) 痙攣 　2) 精神障害	
⑨血液学的異常 　1) 溶血性貧血 　2) 白血球減少症：4,000/μL未満が2回以上 　3) リンパ球減少症：1,500/μL未満が2回以上 　4) 血小板減少症：100,000/μL未満	○ (リンパ球減少，血小板減少)
⑩免疫学的異常 　1) 抗DNA抗体：native DNAに対する抗体の異常高値 　2) 抗Sm抗体の存在 　3) 抗リン脂質抗体陽性：抗カルジオリピン抗体，ループスアンチコアグラント陽性，梅毒血清反応偽陽性	○ (抗dsDNA抗体陽性，抗カルジオリピン抗体陽性)
⑪抗核抗体（ANA）陽性	○

観察期間中，経時的もしくは同時に11項目中4項目以上存在すればSLEと分類する．
（文献1，2）より引用改変）

ANA陽性の6項目（4項目以上）を満たす（**表5**）．ループス腸炎では腸管浮腫や潰瘍を生じるため，本症例の直腸壁肥厚や直腸潰瘍は，ループス腸炎と診断してよいだろう．

最終診断：SLE，ループス腸炎

実は，13年前の脾臓摘出術で得られた脾臓の病理所見で，onion skin lesion様の病変（血管周囲性に線維化が目立つ）を認め，SLEが示唆される所見が指摘されていた．よって，これまでの血小板減少もSLEが原因であったと思われる．

⑥ 不明熱エキスパートの診断・治療戦略

> **Pitfall はどこにあるか？**

- SLE の ACR 分類基準を満たすかどうかを検討する際に，各項目の時期が一致しなくてもよい．本症例のように，血小板減少が 10 年以上先行することもある．

> **"不明熱"で終わらせない一手は何か？**

- SLE の ACR 分類基準の項目 1〜9 のうち，1 つ，あるいは複数の症状や検査所見を認めた場合に，SLE を鑑別診断に挙げることが重要である．

✎MEMO エキスパートが使っている EBM 豆知識

ANA は約 95〜99% の SLE 患者で陽性となるため，ANA 陰性であれば SLE をほぼ除外診断できる（すなわち感度＝ 95〜99%）．ただし，まれながら ANA 陰性の SLE 患者がいる（1〜5%の患者では陰性になる）ことは覚えておきたい．

⑦ 症例のその後の経過

腎生検を行った結果，ループス腎炎Ⅱ＋Ⅴ型と診断された．ステロイド治療により解熱し，頬部紅斑や口腔潰瘍，下痢も徐々に改善し，退院した．

📖『この1冊で極める 不明熱の診断学』のここを読もう！

- ➡ P.96　　SLE についてまとめてあります．蝶形紅斑の写真も載っています！
- ➡ P.205　抗核抗体，補体と SLE について書かれています！

文献

1) Tan EM, et al：The 1982 revised criteria for the classification of systemic lupus erythematosus. Arthritis Rheum 25(11)：1271-7. 1982
2) Hochberg MC：Updating the American College of Rheumatology revised criteria for the classification of systemic lupus erythematosus. Arthritis Rheum 40(9)：1725. 1997
3) 三森明夫：膠原病診療ノート，第 3 版，日本医事新報社，2013

（末松篤樹）

第Ⅱ章　各論：症例検討編

ケース28 fever & rash の critical！

| 症　例 | 35歳　女性 |
| 主　訴 | 発熱 |

現病歴　3週間前，1年間続く朝のこわばりと対称性多関節痛・腫脹，リウマチ因子（RF）陽性，抗CCP抗体陽性より関節リウマチと診断し，サラゾスルファピリジン（アザルフィジンEN®）500 mg/日とプレドニゾロン（プレドニゾロン®）5 mg/日の内服を開始した．10日前，アザルフィジンEN® 1,000 mg/日へ増量し，ブシラミン（リマチル®）100 mg/日の併用も開始していたが，3日前，39℃の発熱，下痢，全身の関節痛が出現．2日前，全身に皮疹が出現しており，本日受診した．

既往歴　特になし

内服薬　サラゾスルファピリジン 1,000 mg/日，プレドニゾロン 5 mg/日，ブシラミン 100 mg/日

アレルギー　なし

家族歴　リウマチ膠原病なし

喫　煙　なし　**飲　酒**　なし

身体所見

体温：40.2℃，血圧：112/64 mmHg，心拍数：107回/分，呼吸数：20回/分，SpO_2：98％（室内気），意識：JCS；0

頭頸部：結膜；貧血なし，黄染なし　咽頭：発赤なし，白苔なし　圧痛を伴う頤下，後頸部リンパ節腫脹あり

胸部：肺音；ラ音なし　心音；整，心雑音なし

腹部：平坦かつ軟，圧痛なし

四肢：浮腫なし

関節：腫脹・圧痛なし

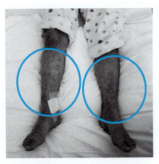

図1：皮膚所見（カラー口絵参照）

下肢に紅斑を認める（○）（顔面，体幹，両腕にも同様に認める）．

不明熱エキスパートの頭の中①

　関節リウマチと診断し，抗リウマチ薬による治療を開始して3週間後に発症した「発熱＋皮疹（fever & rash）」である．筆者はfever & rashを来す重要な疾患を記憶できる，「SMARTTT（スマート）」というゴロが気に入っている．SMARTTTとは，sepsis（敗血症），meningococcemia（髄膜炎菌菌血症），acute endocarditis（急性心内膜炎），Rockey Mountain spotted fever（ロッキー山紅斑熱＝リケッチア），toxic erythemas（中毒性紅斑：毒素性ショック症候群など），toxic epidermal necrolysis（中毒性表皮壊死症），travel-related infection（海外渡航に伴う感染症）のことである[1]．野外活動歴や海外渡航歴も確認しておきたい．

 ## さて，診断は？

エキスパートの思考を追いながら考えてみよう．

① Review of Systems（ROS）を行う

（＋）　発熱，下痢，関節痛，皮疹
（－）　悪寒戦慄，頭痛，咽頭痛，咳，痰，胸痛，腹痛，腰痛，排尿時痛，頻尿

② 検査結果

表 1：血液検査

血算		生化学			
WBC（/μL）	10,800 H	TP（g/dL）	7.84	Amy（IU/L）	21
Neut（%）	64	CK（IU/L）	41	BUN（mg/dL）	8.3
Lymph（%）	15	AST（IU/dL）	34	Cr（mg/dL）	0.68
Mono（%）	5	ALT（IU/dL）	30	Glu（mg/dL）	109
Eosino（%）	8 H	LDH（IU/L）	331	Na（mmol/L）	137
Baso（%）	0	ALP（IU/L）	234	K（mmol/L）	3.9
異型リンパ球（%）	8 H	γ-GT（IU/L）	43	Cl（mmol/L）	103
RBC（× 10^4/μL）	444	T-Bil（mg/dL）	0.44	CRP（mg/dL）	3.55 H
Hb（g/dL）	13.4				
Ht（%）	38.5				
Plt（×10^4/μL）	17.2				

H：高値

- 尿検査：異常所見を認めない．
- 胸部 X 線写真：異常所見を認めない．

不明熱エキスパートの頭の中②

　好酸球増多があり，本症例では薬剤アレルギーが疑われる．被疑薬はサラゾスルファピリジン，ブシラミンと限られており，中止したい．異型リンパ球の出現は，EB ウイルスやサイトメガロウイルス（CMV）などのウイルス感染症が想起される．

③ 発熱患者の状況を Problem List にまとめよう

Problem List

- ☐ 1　発熱
- ☐ 2　全身紅斑
- ☐ 3　下痢
- ☐ 4　頤下，後頸部リンパ節腫脹
- ☐ 5　関節リウマチ
- ☐ 6　サラゾスルファピリジン，ブシラミン，プレドニゾロン内服歴（3 週間前〜）
- ☐ 7　WBC, CRP 上昇
- ☐ 8　好酸球増多
- ☐ 9　異型リンパ球

④ 鑑別診断は？

　サラゾスルファピリジンやブシラミンによる薬剤熱・薬疹，薬剤性過敏症症候群 drug-induced hypersensitivity syndrome（DIHS），ウイルス感染症（EB ウイルス，CMV など），敗血症（感染臓器ははっきりしない）．

不明熱エキスパートの頭の中③

　サラゾスルファピリジンやブシラミン中止により速やかに改善すればよいが，DIHS の場合はこれらの薬剤中止後も 2 週間以上症状が遷延する．EB ウイルス，CMV に加え，DIHS で再活性化がみられるヒトヘルペスウイルス 6 型（HHV-6）の抗体検査を行いたい．敗血症や菌血症の除外診断のため，血液培養 2 セットも行う．

⑤ 確定診断・除外診断を進めよう（追加検査）

表2：HHV-6 抗体検査

	入院 4 日目	入院 28 日目	基準値
HHV-6-IgG	80	1280	10 以下　倍
HHV-6-IgM	10	10	10 以下　倍

表3：EBV，CMV 抗体検査，血液培養

EBV-IgME	（−）
EBV-IgGE	（＋）
EBEB-IgGE	（＋）
CMV-IgM/E	（−）
CMV-IgG/E	（±）
血液培養（2 セット）	（−）

- 皮膚生検，病理診断：真皮浅層の血管周囲へのリンパ球や好酸球浸潤を伴う苔癬性皮膚炎→薬疹に合致する所見．

　サラゾスルファピリジンやブシラミン中止後も発熱，皮疹が 2 週間以上遷延し，遅れて肝機能障害も出現した．

表4：DIHS 診断基準

1. 限られた医薬品投与後に遅発性に生じ，急速に拡大する紅斑
　　しばしば紅皮症に移行する
2. 原因医薬品中止後も2週間以上遷延する
3. 38℃以上の発熱
4. 肝機能障害
5. 血清学的異常：a, b, c のうち1つ以上
　　a. 白血球増多（11,000/mm^3 以上）
　　b. 異型リンパ球の出現（5％以上）
　　c. 好酸球増多（1,500/mm^3 以上）
6. リンパ節腫脹
7. HHV-6 の再活性化

典型 DIHS：1～7すべて
非典型 DIHS：1～5すべて，ただし4に関してはその他の重篤な臓器障害をもって代えることができる

（文献2）より引用）

不明熱エキスパートの頭の中④

　DIHS 診断基準（表4）の項目1～7をすべて満たし，DIHS の診断となった．サラゾスルファピリジンは DIHS の原因薬剤として知られており（表5），これが原因だろう．EB ウイルスや CMV は既感染であった．感染臓器は見当たらず，血液培養も陰性で敗血症は除外された．

最終診断：サラゾスルファピリジンによる薬剤性過敏症症候群（DIHS）

⑥ 不明熱エキスパートの診断・治療戦略

Pitfall はどこにあるか？

- DIHS を知らなければ，鑑別診断に挙がらない．DIHS を経験していないとしても，知っていることが大切である．特に見逃すとアウトカムが悪くなる critical な疾患として，常に鑑別診断に挙げられるように，重症薬疹の1つとして記憶しておきたい．

"不明熱"で終わらせない一手は何か？

- DIHS の原因薬剤を知っていると，その薬剤使用歴がある場合に鑑別診断に挙げやすい．有名な原因薬剤を覚えておく．

表5：DIHSの原因薬剤

一般名	適応症
サラゾスルファピリジン	関節リウマチ，潰瘍性大腸炎
抗痙攣薬 　カルバマゼピン 　フェニトイン 　フェノバルビタール 　ゾニサミド	痙攣，てんかん 躁病，統合失調症 三叉神経痛
アロプリノール	高尿酸血症，痛風
ミノサイクリン	細菌感染症
メキシレチン	不整脈，糖尿病性神経障害
ジアフェニルスルホン	ハンセン病，好中球性皮膚疾患，天疱瘡

（文献3）より引用）

⑦ 症例のその後の経過

　ステロイド治療（プレドニゾロン50 mg/日内服）に反応し，入院5日目にはいったん解熱したが，入院10日目に再び発熱がみられた．HHV-6の再活性化が2峰性発熱の原因と考えられた．その後，解熱，皮疹・好酸球増多，異型リンパ球も改善し退院となった．肝機能障害は遅れて出現し，徐々に改善していった．

『この1冊で極める 不明熱の診断学』のここを読もう！

- P.60　薬剤熱についてまとめてあります．メモでDIHSについて触れています！
- P.151　服薬歴でおさえるポイントが載っています！

文献

1) Saint S, Frances C, 亀谷 学, 他訳：セイントとフランシスの内科診療ガイド，第2版，メディカル・サイエンス・インターナショナル，p328, 2005
2) 厚生労働省科学研究補助金　難治性疾患克服研究事業，2005
3) 藤山幹子，橋本公三：薬剤過敏症症候群とHHV-6の再活性化について．ウイルス 59(1)：23-30, 2009

（末松篤樹）

第Ⅱ章　各論：症例検討編

ケース29 消化器症状が目立つ肺炎と言えば…

症　例	40歳　男性
主　訴	発熱，意識障害
現病歴	3日前から発熱，倦怠感，頭痛，寒気，咳，関節痛が出現した．2日前，呂律が回りにくく，うわ言を言うようになった．水様下痢あり．本日，目の焦点が合わず，日常会話ができないほどの難聴やベッドの上で立ち上がるといった異常行動が出現したため，救急外来を受診した．
既往歴	特になし
内服薬	なし
アレルギー	なし
家族歴	父（大腸がん）
喫　煙	20〜30本/日×20年
飲　酒	機会飲酒
身体所見	

体温：40℃，血圧：126/61 mmHg，心拍数：106回/分，呼吸数：20〜25回/分，SpO_2：92％（室内気），意識：JCS；1
頭頸部：結膜；貧血なし，黄染なし　咽頭；発赤なし　項部硬直なし　頸部リンパ節腫脹なし
胸部：肺音；ラ音なし，右下肺呼吸音低下　心音；整，心雑音なし
腹部：平坦かつ軟，圧痛なし
神経：瞳孔；左右同大，両側外転神経麻痺あり，顔面運動・感覚障害；なし，難聴あり，舌偏位なし，Barré徴候；－/－，Mingazzini徴候；－/－，四肢の感覚障害；なし，指鼻試験；（－），膝踵試験；正常（－）

不明熱エキスパートの頭の中①

まずは上記症状や身体所見が一元的に説明できるような疾患がないか，考えるべきだろう．ウイルス性上気道炎では，意識障害，上肢運動障害，構音障害，難聴，異常行動が説明できない．ウイルス性髄膜炎，細菌性髄膜炎，ヘルペス脳炎，市中肺炎（レジオネラ含む），感染性心内膜炎などが鑑別に挙がる．sick contact，温泉や銭湯に行ったかどうか，歯科治療歴を確認したい．

 さて，診断は？

エキスパートの思考を追いながら考えてみよう．

① Review of Systems（ROS）を行う

- （＋）発熱，倦怠感，寒気，頭痛，咳，関節痛，水様下痢，構音障害，難聴，異常行動，銭湯によく行く
- （－）悪寒戦慄，悪心，胸痛，腹痛，排尿時痛，頻尿，sick contact，歯科治療歴

② 検査結果

表1：血液検査所見

血算		生化学	
WBC （/μL）	9,400 H	TP （g/dL）	7.32	Cr （mg/dL）	0.92
Neut （%）	90.7 H	Alb （g/dL）	3.31	BUN （mg/dL）	8.2
Lymph （%）	6.6	CK （IU/L）	540 H	Glu （mg/dL）	130
Mono （%）	2.7	AST （IU/L）	38	Na （mmol/L）	122 L
Eosino （%）	0.0	ALT （IU/L）	29	K （mmol/L）	3.8
Baso （%）	0.0	LDH （IU/L）	283	Cl （mmol/L）	86
RBC （×10⁴/μL）	468	Amy （IU/L）	67	CRP （mg/dL）	23.5 H
Hb （g/dL）	14.7
Ht （%）	39.5
Plt （×10⁴/μL）	15.6

H：高値，L：低値

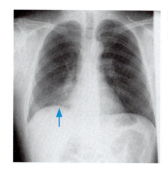

図1：胸部X線写真

右下肺野に浸潤影を認める（→）．

- 尿検査：異常所見はない．

不明熱エキスパートの頭の中②

　肺炎を認める．市中発症であるから，市中肺炎である．市中肺炎の6大起因菌は，肺炎球菌，インフルエンザ桿菌，*Moraxella*，*Mycoplasma*，*Chlamydia*，*Legionella* である．本症例では神経学的異常が目立ち，これらの起因菌の中では肺炎球菌（肺炎＋髄膜炎）や *Legionella* が疑われる．銭湯によく行くという病歴は，レジオネラ感染症の可能性を高める．

③ 発熱患者の状況を Problem List にまとめよう

Problem List

- ☐ 1 発熱
- ☐ 2 頭痛
- ☐ 3 咳，頻呼吸，SpO₂低下，右下肺野浸潤影
- ☐ 4 水様下痢
- ☐ 5 意識障害，異常行動
- ☐ 6 両側外転神経麻痺，難聴，構音障害
- ☐ 7 銭湯によく行く
- ☐ 8 WBC/CRP 上昇
- ☐ 9 CK 上昇
- ☐ 10 低 Na 血症
- ☐ 11 喫煙歴

④ 鑑別診断は？

　市中肺炎（肺炎球菌，*Legionella*），細菌性髄膜炎，ウイルス性髄膜炎，ヘルペス脳炎，感染性心内膜炎，脳幹出血・梗塞．

不明熱エキスパートの頭の中③

　レジオネラ感染症は肺炎に加え，消化器症状や神経症状が目立ち可能性は十分ある．意識障害や異常行動を伴っており，髄膜炎の精査目的に髄液検査を施行したい．まだ40歳と高齢ではないが，喫煙歴があり脳血管リスクはあるので，脳幹出血・梗塞を精査するため，頭部MRIも施行したい．頭部MRIではヘルペス脳炎に特徴的な所見がないかも確認する．

⑤ 確定診断・除外診断を進めよう（追加検査）

- 頭部CT：異常所見なし．

表2：髄液検査所見

細胞数（/μL）	0
蛋白（mg/dL）	19
糖（mg/dL）	83

表3：尿中抗原検査所見

肺炎球菌	(−)
Legionella	(+)
血液培養（2セット）	(−)

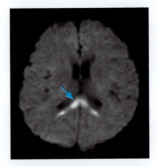

図2：頭部MRI
拡散強調像で脳梁膨大部に高信号域を認める（→）．

不明熱エキスパートの頭の中④

　頭部CT，髄液検査（表2）で脳幹出血や髄膜炎は除外された．頭部MRI（図2）では脳幹梗塞は認めないが，拡散強調像で脳梁膨大部に高信号域を認めた．<u>可逆性の脳梁膨大部病変を伴う軽症脳炎/脳症 clinically mild encephalitis/encephalopathy with a reversible splenial lesion（MERS）</u>の所見である．MERSは感染性や薬剤性の脳炎・脳症，代謝異常，血管炎，腎不全，電解質異常などに付随して脳梁膨大部正中に一過性の異常信号が出現する病態で，ほとんどが1ヵ月以内に異常所見が消失する[1]．レジオネラ感染症によるMERSの報告も複数ある[2]．尿中レジオネラ抗原陽性，尿中肺炎球菌抗原陰性，血液培養陰性であり，レジオネラ感染症の診断となる（表4）．

最終診断：レジオネラ感染症，可逆性の脳梁膨大部病変を伴う軽症脳炎／脳症（MERS）

⑥ 不明熱エキスパートの診断・治療戦略

Pitfall はどこにあるか？

- 市中肺炎の6つの起因菌を確認する（肺炎球菌，インフルエンザ桿菌，*Moraxella*, *Mycoplasma*, *Chlamydia*, *Legionella*）．
- 消化器症状や神経症状の目立つ市中肺炎をみたら，レジオネラ感染症を想起する．温泉旅行歴を確認するだけでなく，銭湯でも感染するリスクがあり，注意深く問診する．

"不明熱"で終わらせない一手は何か？

- レジオネラ感染症が鑑別診断に挙がったら，尿中抗原検査を行う．
- 尿中抗原陰性でも，レジオネラ感染症の可能性が高ければアジスロマイシンやキノロン系抗菌薬で治療する．

📝MEMO エキスパートが使っている EBM 豆知識

- 対象疾患：レジオネラ感染症．
- ゴールドスタンダード：培養，血清，PCR．
- 解釈：表4のとおり．

表4：尿中レジオネラ抗原

感度	74%
特異度	99%

（文献3）より引用）

感度は70%台とそれほど高くないため，尿中抗原陰性でもレジオネラ感染症を除外診断できない．*Legionella* は少なくとも16の血清型があり，尿中抗原検査は血清型1のみを対象とした検査だからである．特異度は高いため，尿中抗原陽性はほぼレジオネラ感染症と診断してよい．

※ 2011年，喀痰レジオネラ核酸同定検査（LAMP法）が保険収載された．血清型1以外の *Legionella* も検出可能であり，尿中抗原陰性の際に検査するかどうか考慮される．ただ，検査特性に関する評価は不十分である．

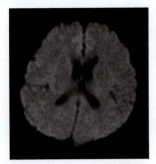

図3：入院5日目の頭部MRI
拡散強調像で脳梁膨大部病変は消失している．

⑦ 症例のその後の経過

シプロフロキサシン（シプロキサン®）点滴により，徐々に意識障害，外眼筋麻痺，難聴は改善し，入院4日目には神経症状はすべて改善した．入院5日目，MRI再検したところ，脳梁膨大部病変は消失していた（図3）．計2週間の抗菌薬治療により治癒した．

📖『この1冊で極める 不明熱の診断学』のここを読もう！

➡ P.148 レジオネラ肺炎のリスクファクターについて書かれています！

文献

1) Tada H, et al：Clinically mild encephalitis/encephalopathy with a reversible splenial lesion. Neurology 63(10)：1854-8. 2004
2) Morgan JC, et al：Reversible corpus callosum lesion in legionnaires' disease. J Neurol Neurosurg Psychiatry 75(4)：651-4. 2004
3) Shimada T, et al：Systematic review and metaanalysis：urinary antigen tests for Legionellosis. Chest 136(6)：1576-85. 2009

（末松篤樹）

第Ⅱ章 各論：症例検討編

ケース30 手がかりに乏しいのが＋α…

症 例	55歳　男性
主 訴	発熱，起立困難
現病歴	10日前から38℃の発熱，倦怠感が続いた．近医を受診し抗菌薬を処方されたが，解熱しなかった．本日，両足に力が入らず，立っていられなくなったため，当院へ救急搬送された．
既往歴	特になし
内服薬	常用薬なし
アレルギー	なし
家族歴	特記事項なし
喫 煙	10本/日×30年
飲 酒	ビール350 mL×2本/日
身体所見	

体温：39.3℃　血圧：91/71 mmHg　脈拍数：112回/分　呼吸数20回/分　SpO_2：96％（室内気）　意識清明
頭頸部：結膜；貧血なし，黄染なし　咽頭；発赤なし　扁桃；腫大なし
腋窩・鼠径リンパ節：腫脹なし
胸部：呼吸音；ラ音なし　心音；整，心雑音なし
腹部：平坦かつ軟，圧痛なし，脾臓触知しない
関節：腫脹なし，圧痛なし
皮膚：皮疹なし

不明熱エキスパートの頭の中①

　発熱が10日間続き，立てなくなり救急車を呼ぶくらいであるから，緊急性の高い疾患や重大な疾患を見落とさないようにしたい．意識清明だ

が，低めの血圧と頻脈，頻呼吸の傾向からショックバイタルにも見える．まず敗血症が想起されるが，病歴や身体所見からは感染臓器を特定できない．ROSで各臓器の症状が出ていないか，確認したい．

 さて，診断は？
エキスパートの思考を追いながら考えてみよう．

① Review of Systems（ROS）を行う

（＋） 発熱，倦怠感，悪寒
（－） 悪寒戦慄，頭痛，咳，鼻汁，咽頭痛，胸痛，腹痛，下痢，嘔吐，背部痛，頻尿，排尿時痛

② 検査結果

表1：血液検査所見

血算		生化学			
WBC（/μL）	8,000	TP（g/dL）	4.99 L	Cr（mg/dL）	1.02
Lymph（%）	21.2 L	Alb（g/dL）	2.20 L	eGFR	59.2
Mono（%）	12.5 H	CK（IU/L）	236	BUN（mg/dL）	16.1
Neut（%）	65.6	AST（IU/L）	54 H	Glu（mg/dL）	129 H
Eos（%）	0.1 L	ALT（IU/L）	14	Na（mmol/L）	132 L
Baso（%）	0.6	LD（IU/L）	1,498 H	K（mmol/L）	4.1
Hb（g/dL）	14.5	ALP（IU/L）	166	Cl（mmol/L）	99 L
MCV（fL）	94.1	γ-GT（IU/L）	54	CRP（mg/dL）	4.01 H
Plt（×10^4/μL）	6.8	Amy（IU/L）	38 L		

凝固			
PT（秒）	14.7 H	Fib（mg/dL）	497.0 H
INR	1.25 H	Dダイマー（μg/mL）	2.95 H
APTT（秒）	28.5		

H：高値，L：低値

- 尿検査：異常所見はない．
- 胸部X線写真：肺野クリア，心拡大なし．

不明熱エキスパートの頭の中②

　ROSや初期検査からは，感染臓器は特定できない．毒素ショック症候群など，「感染臓器・フォーカスのはっきりしない感染症」の可能性はある．感染症以外のカテゴリーでは，悪性腫瘍では悪性リンパ腫，白血病，膠原病では全身性エリテマトーデス systemic lupus erythematosus（SLE），成人Still病，血管炎，そのほかにも血球貪食症候群などが鑑別診断に挙がる．血小板低下は播種性血管内凝固 disseminated intravascular coagulation（DIC），血液悪性腫瘍，SLE，血球貪食症候群，LDHの著明な上昇は血液悪性腫瘍や血球貪食症候群を示唆する所見である．

③ 発熱患者の状況を Problem List にまとめよう

Problem List

- □ 1　発熱
- □ 2　起立困難
- □ 3　血圧低下
- □ 4　血小板減少
- □ 5　INR上昇，Dダイマー上昇
- □ 6　低蛋白，低アルブミン血症
- □ 7　LDH上昇
- □ 8　CRP上昇

④ 鑑別診断は？

　悪性リンパ腫（血管内リンパ腫），白血病，血球貪食症候群，感染臓器のはっきりしない敗血症，DIC，SLE，成人Still病．

不明熱エキスパートの頭の中③

　表在リンパ節腫脹は認めないが，悪性リンパ腫の可能性は残る．全身CTで縦隔や腹腔内リンパ節腫脹の有無，肝脾腫の有無を確認したい．リンパ節腫脹や肝脾腫がないのであれば，血管内リンパ腫を疑い，骨髄検査やランダム皮膚生検を施行したい．白血病については血液像目視で確認する．血球貪食症候群はフェリチンや骨髄検査で確認する．敗血症の可能性は残るため，セフトリアキソンやスルバクタム・アンピシリンなどの一般

的なグラム陽性球菌，グラム陰性桿菌に対する抗菌薬は使用しておきたい．SLE は顔面紅斑なし，円板状紅斑なし，口腔内潰瘍なし，関節痛なし，漿膜炎もなさそうで可能性は低い．成人 Still 病も紅斑なし，関節痛なし，咽頭痛なし，肝機能異常なしで可能性が低い．

⑤ 確定診断・除外診断を進めよう（追加検査）

- 血液像目視：白血病細胞を認めない．
- フェリチン 993 ng/mL（基準値 16 ～ 275 ng/mL）
- 血液培養 2 セット（－）
- 頸部～骨盤部造影 CT：リンパ節腫大なし，肝脾腫なし，胸水なし，腹水なし，その他特記すべき異常所見なし．
- 骨髄生検：血管腔内に大型核を有する腫瘍細胞の集簇を認める．免疫組織化学的に，CD20，CD70a 陽性所見を示す．血球貪食像は明らかではない．
- ランダム皮膚生検（腹部 2 ヵ所，大腿 2 ヵ所）：真皮や皮下結合織の血管腔内に大型核を有する腫瘍細胞を認める．免疫組織化学的に，CD20，CD70a 陽性所見を示す．

不明熱エキスパートの頭の中④

　不明熱で悪性リンパ腫の可能性が捨てきれない場合，骨髄穿刺・生検，リンパ節生検，肝生検，脾臓摘出術などの病理組織診断が重要となる．複数回生検しても診断できないこともあるが，本症例では初回の骨髄生検，ランダム皮膚生検で診断に至ることができた．

最終診断：血管内リンパ腫 intravascular large B-cell lymphoma（IVL）

⑥ 不明熱エキスパートの診断・治療戦略

Pitfall はどこにあるか？

- 悪性リンパ腫の診断では，骨髄穿刺・生検，リンパ節生検，肝生検，脾臓摘出術などの病理組織診断のタイミングを逃さないようにすることが重要である．血小板減少やDICが進行すると，生検できない状況に追い込まれることがあるからである．

"不明熱"で終わらせない一手は何か？

- 血管内リンパ腫（IVL）ではリンパ節腫大や肝脾腫がなく，これらが生検の対象となりにくい．骨髄穿刺・生検とともに，ランダム皮膚生検を施行することがポイントである．ランダム皮膚生検は腹部や大腿から3ヵ所以上採取するように勧める意見もある[1]．

⑦ 症例のその後の経過

血液内科へ転科し，R-CHOP療法開始となった．解熱，血小板上昇，LDHが低下し，退院となった．

📖 『この1冊で極める 不明熱の診断学』のここを読もう！

- ➡ P.102 血管内リンパ腫についてポイントがまとめられています！
- ➡ P.233 IVLにおけるランダム皮膚生検の有用性が書かれています！

文献

1) Pongpudpunth M, et al：Usefulness of random skin biopsy as a diagnostic tool of intravascular lymphoma presenting with fever of unknown origin. Am J Dermatopathol 37(9)：686-90. 2015

（末松篤樹）

第Ⅱ章　各論：症例検討編

ケース31　commonな発熱の鑑別疾患が除外されたあとは？

症　例	71歳　男性

主　訴	呂律障害，発熱

現病歴　本日15時過ぎに妻が買い物から帰宅した際に，患者が立位のまま失便しているところを発見した．風呂に移動しようとしたところ突然足が硬直．動けなくなったので娘に連絡してきてもらった．呂律障害と発熱を認めたので救急車で来院した．まず，脳血管障害の除外のために頭部CT，およびMRI検査が施行され異常所見はないことが確認された．身体診察所見からは下腿蜂窩織炎を疑う所見を認めた．当科入院となり蜂窩織炎に対してブドウ球菌，連鎖球菌をカバーしてセファゾリン（セファゾリンナトリウム®）点滴で治療開始とした．4日目にはほとんど発赤は消失し腫脹や圧痛も改善したが，37〜38℃の発熱が継続した．

既往歴・手術歴・輸血歴　高血圧，糖尿病，クモ膜下出血クリッピング手術，右人工股関節置換術

内服薬　エパルレスタット（エパルレスタット®），バルプロ酸ナトリウム（デパケン®），シタグリプチン（ジャヌビア®），エチゾラム（エチゾラム®），グリメピリド（グリメピリド®），フロセミド（ラシックス®），オルメサルタン（オルメテック®），フェブキソスタット（フェブリク®），フェキソフェナジン（アレグラ®）

アレルギー　花粉症，サバ

職　業　無職

家族歴　なし

喫　煙　なし　　**飲　酒**　なし

その他　杖歩行可能だが，ぶんまわし歩行，娘と妻と3人暮らし

> **身体所見**
> 血圧：135/69 mmHg　体温：37.8℃　脈拍数：86回/分　呼吸数：16回/分　SpO₂：97%（室内気）
> 頭頸部：眼瞼結膜；貧血なし　眼球強膜；黄染なし　咽頭；発赤なし
> 扁桃；腫大なし　甲状腺；腫大なし　頸部リンパ節；腫脹なし
> 胸部：肺音；清　心音；整, 雑音なし
> 腹部：軽度膨隆, 腸蠕動音は減弱, 圧痛はなし
> 関節：熱感や腫脹, 圧痛はなし
> 四肢末梢：左下腿浮腫（2+）
> 左下腿の発赤はほとんど消退しており腫脹と圧痛も認めない

不明熱エキスパートの頭の中①

　蜂窩織炎治療が終了しつつある症例で, 発熱が継続している. 局所所見は熱感や腫脹, 圧痛はなくなり蜂窩織炎はしっかり治っているはず. 食事は10割摂取できており比較的元気に過ごしている. 疼痛, 咳, 悪心などの症状はみられていない. 不明熱は病名・病態名ではないのでこのようなときは<u>感染症の除外</u>を念頭に置きつつ<u>悪性腫瘍, 薬剤熱, 膠原病</u>を検討することが重要である. 薬剤熱の被疑薬は入院後に開始したセファゾリン点滴である. また, <u>抗菌薬投与が誘導する偽膜性腸炎</u>も考えておきたい. さらに, <u>高齢者では頻度の高い偽痛風</u>も挙げられる. 末梢点滴を使用している場合には<u>カテーテル関連感染</u>も考慮したい.

さて, 診断は?
エキスパートの思考を追いながら考えてみよう.

① Review of Systems (ROS) を行う

（+）　発熱, 下腿痛, 脱力, 倦怠感
（－）　悪寒戦慄, 頭痛, 嘔吐, 下痢, 腹痛, 関節痛, 咳, 咽頭痛

② 検査結果

表1：血液検査所見

血算			生化学			
WBC (μ/L)	12,300 H		TP (IU/L)	6.31	Cr (mg/dL)	0.92
Hb (g/dL)	11.6 L		Alb (IU/L)	3.01 L	BUN (mg/dL)	32.0 H
Plt (×10⁴/μL)	28.7		CK (IU/L)	360 H	Glu (mg/dL)	185 H
凝固			AST (IU/L)	40	Na (mmol/L)	139
PT (秒)	13.4		ALT (IU/L)	36	K (mmol/L)	4.6
PT-INR	1.10		LDH (IU/L)	356 H	Cl (mmol/L)	106
APTT (秒)	28.0		ALP (IU/L)	155	T-bil (mg/dL)	0.41
Fib (mg/dL)	349		Amy (IU/L)	62	CRP (mg/dL)	0.89 H
FDP (μg/mL)	1.78					
Dダイマー (μg/mL)	1.78					

H：高値、L：低値

③ 発熱患者の状況を Problem List にまとめよう

Problem List

- □ 1 発熱
- □ 2 下腿痛
- □ 3 腎不全
- □ 4 比較的全身状態良好

④ 鑑別診断は？

1. 入院患者に多い発熱の原因：薬剤熱，偽膜性腸炎，偽痛風，尿路感染症，血管内カテーテル関連感染＋誤嚥性肺炎，褥瘡感染．
2. 抗菌薬の有効性が低くなる病態：感染巣の異物，膿瘍形成，抗菌薬投与量・投与間隔の問題．
3. 局所の症状・所見が目立たない疾患の併存：腫瘍熱，リンパ腫，血管炎，成人Still病．

不明熱エキスパートの頭の中②

　蜂窩織炎の治療期間は局所所見が消失〜2日後までが投与目安となるため，それまでセファゾリンは投与しきってしまうことにした．皮疹や関

節炎の所見はやはり認められなかった．自発痛もない．膠原病を疑う所見も認めなかった．下痢がなくとも否定はできないのでCDトキシンは依頼しておく．末梢点滴は新しい場所にとり直すことに．深部膿瘍と悪性腫瘍（特に腫瘍熱の原因となる肝・腎・膵）の検索目的で造影CTを施行したい．

⑤ 確定診断・除外診断を進めよう（追加検査）

- 尿検査：正常．
- 血液培養：陰性．
- 甲状腺超音波検査：甲状腺右葉に11.9×6.9 mmの結節があるが，悪性腫瘍の疑いなし．
- 心臓超音波検査：明らかな疣贅はなし．左房粘液腫も認めない．

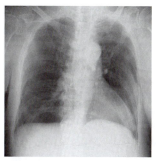

図1：胸部X線検査
異常所見なし．

表2：血清学的検査

c-ANCA	（－）
p-ANCA	（－）
抗核抗体（ANA）	（－）
抗SS-A抗体	（－）

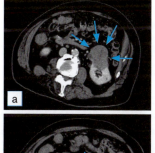

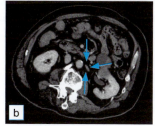

図2：造影CT
(a) 左腎臓下極に腎がん（→）を疑う所見あり．(b) 腹部大動脈周囲にリンパ節（→）散見される．

最終診断：腎細胞がん

表3：発熱を起こす腫瘍

- aleukemic leukemia 非白血病性白血病
- atrial myxoma 心房粘液腫
- colon cancer 大腸がん
- hepatocellular carcinoma or ohter tumors metastatic to the liver 肝細胞がんまたは他臓器腫瘍からの肝転移
- Kaposi's sarcoma Kaposi 肉腫
- leukemia 白血病
- lung cancer 肺がん
- lymphoma, especially non-Hodgkin's リンパ腫，特に非 Hodgkin リンパ腫
- multiple myeloma 多発骨髄腫
- myelodysplasic syndromes 骨髄異形成症候群
- renal cell carcinoma 腎細胞がん
- sarcoma 肉腫

（文献1）より引用改変）

⑥ 不明熱エキスパートの診断・治療戦略

Pitfall はどこにあるか？

悪性腫瘍が発熱を起こすことがあることに気がつくかどうかがポイントになる．腫瘍熱を来すものでは白血病，悪性リンパ腫，腎細胞がん，肝細胞がん，膵臓がんなどが知られている（表3）[1]．

"不明熱"で終わらせない一手は何か？

発熱が継続するが比較的元気で悪寒戦慄が認められないケースでは，腫瘍熱を考慮しておきたい．蜂窩織炎が治っていると断定できるかどうかも重要であろう．蜂窩織炎の診断に至ったのは下腿に発赤，熱感，腫脹，圧痛などの所見があったからである．蜂窩織炎の治療がうまくいけば解熱するだけでなく，これらの臓器特異的な指標が改善し消失していくはずである．これらの指標をしっかりみずに体温と CRP を感染症の治療指標にしていると抗菌薬が効いていないようにみえ，広域スペクトラム抗菌薬を次々投入という治療に陥ってしまう．

📝MEMO 意外と知らないカテーテル関連感染症

カテーテル関連感染症は入院患者の発熱の原因として必ずチェックしなければならないものである．点滴治療を行っている患者が発熱した際に点滴刺入部の痛みや熱感，腫脹，圧痛などの特異的所見を認めたら診断しや

表4：カテーテル関連感染症の診断基準

- 少なくとも1セットの血液培養とカテーテル先端培養から同じ微生物が検出されること．
- カテーテルから採取した血液から検出される微生物のコロニー数が，末梢から採取されたもののコロニー数の3倍以上である．
- カテーテルから採取した血液検体のほうが，末梢から採取された血液検体よりも2時間以上早く陽性になること．

（文献2）より引用）

すいが，それらの所見がなくても否定はできない．カテーテル関連感染症の診断基準があるので覚えておくとよいだろう（**表4**）[2]．

⑦ 症例のその後の経過

泌尿器科へ転科し手術を行うこととなった．結果，淡明細胞型腎細胞がん（Fuhrman 分類 grade3　pT3aN0M0）と確定診断された．

術後は解熱が得られた．

『この1冊で極める 不明熱の診断学』のここを読もう！

- P.35　局所の症状・所見が乏しい疾患群について書かれています！
- P.40　膠原病で発熱する疾患がリストアップされています！
- P.40　発熱する悪性腫瘍について書かれています！

文献

1) Bor DH：Etiologies of fever of unknown origin in adults. UpToDate〔2016.4.25確認〕
2) 石金正裕，他：血管内カテーテル関連感染症の診断と治療に関する実践的臨床ガイドライン，2009年改訂版，国立国際医療研究センター

（宮川　慶）

ケース32 敗血症性ショックの原因は？

第Ⅱ章 各論：症例検討編

症　例	57歳　男性
主　訴	発熱，動悸

現病歴　3日前から発熱があり，悪寒戦慄，発汗・体熱感を繰り返した．心窩部痛，食欲不振があり軽食程度しか摂れなかった．水様性下痢と嘔吐を認め尿量の減少と尿濃縮を認めた．症状の改善がなく，昨日近医を受診しインフルエンザ検査を施行され陰性．胃腸薬・解熱薬（詳細不明であったが抗菌薬ではない）が処方され帰宅した．本日は熱とともにさらに動悸・息切れもあるため，再度近医を受診．頻脈性心房細動があり，収縮期血圧80 mmHg台であったため当院救急外来へ搬送となった．

既往歴・手術歴　高血圧，拡張型心筋症，WPW症候群

内服薬　アロプリノール（アロプリノール®），エナラプリル（エナラプリル®），カルベジロール（アーテスト®），フェノフィブラート（リピデイル®），エプレレノン（セララ®）

アレルギー　なし

職　業　会社員

家族歴　なし

喫　煙　15年前に禁煙　　**飲　酒**　なし

その他　なし

身体所見

体温：37.5℃，血圧：63/41 mmHg，脈拍：122回/分，呼吸数：32回/分，SpO_2：96%（O_2 5L投与下），意識：GCS；15点（E4V5M6）
頭頸部：眼瞼結膜；貧血なし　眼球強膜；黄染なし　甲状腺；腫大なし　頸静脈怒張なし　咽頭；発赤なし　扁桃；腫大なし　口腔内；粘膜障害なし

胸部：呼吸音；清，心音；整．心雑音は聴取できず
腹部：やや膨満・軟　腸雑音正常　圧痛なし
四肢末梢：下腿浮腫なし
直腸診で血便なし　黒色便なし　前立腺圧痛なし

不明熱エキスパートの頭の中①

　経過中に発熱と心窩部痛，嘔吐，下痢がみられ近医でウイルス性胃腸炎と診断されたのだろう．抗菌薬の投与はなく対症療法で経過をみられた．しかし，症状の改善がみられず呼吸困難と血圧低下が出現してきた．経過の前半からは腸管を細菌の侵入門戸とする敗血症性ショックの可能性を疑う．経過の後半，近医を受診し薬剤内服後から呼吸困難と血圧低下を来したことからアナフィラキシーを考慮しておきたい．さらに既往歴に拡張型心筋症があるため，心原性ショックも鑑別が必要になろう．

- 救急外来での経過

　悪寒戦慄を伴う発熱が先行してショックを発症しており，末梢が温かいウォームショックであることから，敗血症性ショックの病態を疑った．心エコーでは右室壁の運動性が著明に低下して右心不全の可能性が考えられた．左室収縮能は保たれており下大静脈径は 0 ～ 2 mm と虚脱していた．ショックに対して生理食塩水負荷を急速に行うも反応せず血圧 60 mmHg 台であったため，ノルアドレナリン（ノルアドレナリン®）持続点滴を用意しながら患者の了解を得て右内頸静脈より 12G ダブルルーメンカテーテルをエコーガイド下で挿入した．輸液負荷を 3,000 mL，ノルアドレナリン® 0.4 mg/時で血圧 100 mmHg 以上維持できるようになった．

さて，診断は？

エキスパートの思考を追いながら考えてみよう．

① Review of Systems (ROS) を行う

（＋） 心窩部痛，嘔吐，下痢，悪寒戦慄，食欲低下，息切れ，動悸，ふらつき

（－） 鼻汁，頭痛，咳，排尿時痛，関節痛，皮疹，頻尿，残尿感

② 検査結果

表1：血液検査所見

血算		生化学			
WBC (/μL)	7,000	TP (g/dL)	6.90	Glu (mg/dL)	532 H
Hb (g/dL)	16.3	Alb (g/dL)	3.37	TG (mg/dL)	328 H
Plt (×10^4/μL)	8.8 L	CK (IU/L)	235	T-cho (mg/dL)	149
凝固		CK-MB	4	HDL-cho (mg/dL)	35 L
PT (秒)	14	AST (IU/L)	94 H	LDL-cho (mg/dL)	68
PT-INR	1.22 H	ALT (IU/L)	37	Na (mmol/L)	121 L
APTT (秒)	25.9	LDH (IU/L)	264	K (mmol/L)	8.1 H
Fib (mg/dL)	574 H	ALP (IU/L)	158	Cl (mmol/L)	93 L
FDP (μg/mL)	8.60 H	γ-GT (IU/L)	119 H	Ca (mg/dL)	8.8 L
D ダイマー (μg/mL)	2.35	Amy (IU/L)	74	P (mg/dL)	6.1 H
		Cr (mg/dL)	4.00 H	Mg (mg/dL)	2.0
血液ガス		BUN (mg/dL)	48.2 H	CRP (mg/dL)	22.36 H
pH	7.434	感染症			
PCO$_2$ (mmHg)	22.0	TPHA	(－)		
PO$_2$ (mmHg)	116.0	RPR 定性	(－)		
HCO$_3^-$ (mmHg)	14.5	HBsAg	(－)		
BE (mmHg)	－7.1	HCVAb	(－)		
Na (mmol/L)	132	H：高値，L：低値			
K (mmol/L)	4.20				
Ca (mmol/L)	1.09				
乳酸 (mg/dL)	16.0				

表2：尿検査所見

定性		沈渣	
pH	5.0	赤血球（/HPF）	1〜4
潜血	(1+)	白血球（/HPF）	10〜19
蛋白	(3+)	扁平上皮細胞（/HPF）	<1
糖	(±)		
ケトン	(−)		
白血球定性	(2+)		
亜硝酸塩	(−)		

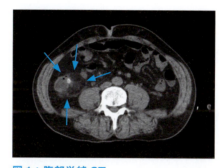

図1：腹部単純CT
上行結腸と憩室に局所的な壁肥厚を認め周囲脂肪織濃度上昇を伴う憩室炎を疑う所見（➡）．

- 血液培養陰性，尿培養陰性．
- 胸部X線検査：心胸郭比；57％　やや右心拡大あり．肋骨横隔膜角は鋭．
- 心電図：洞性頻脈，VPC，一過性右脚ブロック．
- 心エコー：very noisy で poor image. segmental asynergy：なし．
 EF：53.46%　IVSd 10.3　PWd 12.9　Dd 55.6　Ds 40.1
 AR-MR-TR 確認できない．PR 確認できない．
 transmitral inflow E 53.56　Dct 131msec　A 51.84
 E'（sep）5.4 A'（sep）5.4　E/E'（sep）9.99　IVC 10.3〜13.8 mm 呼吸性変動小さい．

③ 発熱患者の状況を Problem List にまとめよう

Problem List
- ☐ 1 発熱
- ☐ 2 悪寒戦慄
- ☐ 3 水様性下痢
- ☐ 4 心窩部痛
- ☐ 5 血圧低下
- ☐ 6 ショック
  （血圧低下，頻脈，頻呼吸）
- ☐ 7 急性腎障害

④ 鑑別診断は？

　敗血症の原因として虫垂炎，胃潰瘍，憩室炎，細菌性腸炎などによる消化管穿孔や腹膜炎，尿路感染症，心原性ショックであれば拡張型心筋症増悪．
　ショックの鑑別は敗血症性ショック，アナフィラキシーショック，心原性ショックであるが，敗血症性ショックが最も疑わしい．

不明熱エキスパートの頭の中③

　輸液に反応しないショックの存在があり，発熱＋悪寒戦慄があることから敗血症性ショックである可能性がやはり高い．心エコーの結果もそれを支持する．侵入門戸としては憩室炎や尿路感染症が挙げられるが，憩室炎は敗血症性ショックの原因としては比較的まれである．尿路感染症はしばしば敗血症性ショックを起こすが本症例では膀胱刺激徴候や排尿障害，前立腺圧痛などは認めなかった．抗菌薬を検討するにあたり腸管と尿路を侵入門戸として考え腸内細菌，嫌気性菌，緑膿菌のカバーまで考慮しタゾバクタム・ピペラシリン（ゾシン®）点滴で治療開始することに．しかし，何か敗血症性ショックを起こす疾患が隠れていないか，さらに検索を進めたい．

⑤ 確定診断・除外診断を進めよう（追加検査）

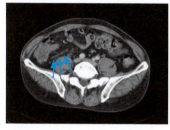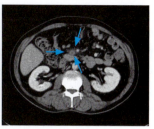

図2：造影CT

憩室炎そばの門脈枝が中枢側に向かって内腔造影欠損域を認めた（→）．

不明熱エキスパートの頭の中④

　輸液負荷により腎機能が数日で改善したので造影CTを施行した．その結果，憩室炎の近傍に門脈血栓症を認めた．細菌性門脈血血栓症（化膿性門脈炎）は，血管内感染巣（血流感染）であるので，病変があれば，敗血症性ショックの原因として矛盾しない．

 最終診断：細菌性門脈血栓症を伴う憩室炎

⑥ 不明熱エキスパートの診断・治療戦略

Pitfallはどこにあるか？

　憩室炎に，細菌性門脈血栓症が合併しうることを知っておく必要がある．細菌性門脈血栓症は腹腔内感染症（憩室炎，虫垂炎，胆管炎，骨盤腹膜炎など）のまれな合併症であるが，死亡率が高く嫌気性菌をカバーする抗菌薬の使用と適応があれば感染源の外科的処置が必要となる．

"不明熱"で終らせない一手は何か？

　敗血症に関する正しい知識が重要になる．敗血症と思われる病態から起因菌・原因微生物が同定されるのは約半数である．言い換えれば血液培養が多くの場合で陽性とならない．その理由は一過性菌血症，抗菌薬先行投与などが原因として挙げられる[1]．憩室炎では菌血症を伴うことは比較的

まれであるため敗血症性ショックに至るケースに遭遇することは珍しいだろう．本症例のように細菌性門脈血栓を合併すれば血管内感染症であるため敗血症性ショックを招く病態として矛盾しない．また，この合併症の有無は治療期間を大きく左右することになる．

　細菌性門脈血栓症の場合治療期間は4〜6週間が推奨される．起因菌として多いのが大腸菌や嫌気性菌のBacteroidesであるのでこれらをカバーする抗菌薬を選択する．門脈血栓症について抗凝固薬を使用するかどうかは議論が分かれるところであるが，原因が細菌性であること，中枢側まで血栓が到達しているものでは考慮してもよいとされている．本症例ではヘパリン（ヘパリン®）の点滴を行い，後日フォローのCTで憩室炎は改善しており血栓は確認されなかった．

✎MEMO エキスパートが使っているEBM豆知識

　Ogrenらの報告によると，1970〜82年にスウェーデンで行われた24,000人の解剖で門脈血栓が見つかったのは1％．その原因の内訳は肝硬変が28％，原発性および二次性の肝胆道系悪性腫瘍が23％と44％．感染性，炎症性腸疾患が10％，骨髄増殖性疾患が3％とある[2]．肝硬変や悪性腫瘍がcommonであり，本症例のような細菌感染が門脈血栓症の原因となることは比較的まれなものであることがわかる．

文献

1) 青木 眞：レジデントのための感染症診療マニュアル，第3版，医学書院，2015.
2) Ogren M, et al：Portal vein thrombosis: prevalence, patient characteristics and lifetime risk: a population study based on 23,796 consecutive autopsies. World J Gastroenterol 12(13)：2115-9. 2006

（宮川　慶）

第Ⅱ章　各論：症例検討編

ケース 33　fever & rash の鑑別診断

> **症　例**　56歳　男性
> **主　訴**　発熱，咽頭痛
> **現病歴**　約10日前から筋トレ時に右手関節に違和感があった．3日前に39℃発熱と悪寒があり近医受診．ロキソプロフェン（ロキソニン®），レバミピド（ムコスタ®）を処方された．この頃から右手関節痛が強くなり昨日夜から咽頭痛が強くなり，食事が摂れなくなった．手の痛みのためパソコン操作ができなくなったので近医整形外科受診．X線検査では異常はなかったが，右手関節を固定されて帰宅した．本日咽頭痛がさらに悪化し，水も飲めないため近医受診後，当院救急外来紹介受診となった．咽頭扁桃炎の診断で耳鼻科入院となった．セフトリアキソン（セフトリアキソン®）点滴，輸液で治療開始したが，解熱せず全身状態は悪化し，2日後に当科コンサルトとなった．
> **既往歴・手術歴**　肺炎，虫垂炎術後，脊柱管狭窄症
> **内服薬**　なし．先日からロキソプロフェン，レバミピドをもらっている
> **アレルギー**　なし
> **職　業**　特筆すべきことはなし
> **家族歴**　なし
> **喫　煙**　なし　　**飲　酒**　機会飲酒
> **その他**　なし
> **身体所見**
> 体温：39.2℃　血圧：90/59 mmHg　脈拍数：88回/分　SpO₂：96%（室内気）
> 頭頸部：眼瞼結膜；貧血なし，黄染なし．結膜に出血点はなし．左まぶた腫脹あり．眼瞼下垂になっている．上顎洞圧痛なし．扁桃腫大あ

り.舌腫大あり.口内炎あり.右頬部に丘疹＋発赤＋硬結を触れる皮疹あり（図1）.これと同様のものが頸部右側にも認められる（図2）
頸部リンパ節；腫脹なし　甲状腺；腫大なし
胸部：肺音；清　心音；整,雑音なし
腹部：平坦で軟,圧痛はなし　傍臍部右側に顔面と同様の硬結あり
右側腹部の虫垂炎の手術痕創面に一致して発赤あり,付近に水疱も認めた
四肢末梢：右手関節に腫脹あり,前腕遠位部内側に発赤と熱感,腫脹,圧痛あり　その他の関節に炎症所見はなし　左正中神経のTinel徴候；（＋）　足指や手指にJaneway病変やOsler結節は認めず　浮腫はなし　両側下腿に網状皮斑あり　四肢に知覚異常は認めない

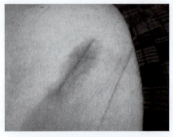 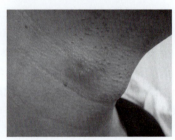

図1：虫垂炎手術痕部の発赤　　図2：頸部にみられた発疹
　　（カラー口絵参照）　　　　　（カラー口絵参照）

不明熱エキスパートの頭の中①

　急性経過で発熱,右手関節炎,咽頭痛,紅斑,しびれが出現している.急性単関節炎という視点でみると,必ず除外すべきは化膿性関節炎である.原則として,関節穿刺による評価が必要になる.発熱＋咽頭痛であれば上気道を侵入門戸とする細菌感染症（溶連菌など）やウイルス感染症が考えやすいだろう.紅斑,関節炎が伴うなら感染性心内膜炎,ライム病,パルボウイルス感染症も考慮したい.しかしライム病やパルボウイルス感染症は多関節炎を来すことが多く本症例とは合わない.感染症以外では成人Still病,Behçet病,Sjögren症候群,関節リウマチ,全身性エリテマトーデスsystemic lupus erythematosus（SLE）,サルコイドーシスも考えられるだろう.SLEの口内炎は無痛性なのが特徴的である.

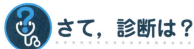 さて，診断は？
エキスパートの思考を追いながら考えてみよう．

① Review of Systems（ROS）を行う
- （＋）発熱，手関節痛，咽頭痛，手のしびれ，紅斑，手術瘢痕の発赤，口内炎，悪寒
- （－）頭痛，嘔吐，下痢，腹痛，咳，鼻水，排尿時痛，光線過敏

② 検査結果

表1：血液検査所見

血算		生化学			
WBC（/μL）	8,500	TP（IU/L）	7.28	BUN（mg/dL）	15.1
Hb（g/dL）	15.0	Alb（IU/L）	3.77	Glu（mg/dL）	140 H
Plt（×10^4/μL）	19.5	CK（IU/L）	52	Na（mmol/L）	134
凝固		AST（IU/L）	28	K（mmol/L）	3.7
PT（秒）	13.2	ALT（IU/L）	27	Cl（mmol/L）	98
PT-INR	1.16	LDH（IU/L）	190	T-bil（mg/dL）	0.77
APTT（秒）	32.8	Amy（IU/L）	38	CRP（mg/dL）	20.0 H
Fib（mg/dL）	684.0 H	Cr（mg/dL）	0.93		

H：高値

表2：培養検査所見

血液*	（－）
咽頭	大腸菌（1＋）
関節穿刺液	（－）

＊：入院時と入院2日後の2セット

- 心電図：洞性頻脈．
- 胸部X線検査：CTR 39.0％滴状心．肺野に浸潤影は認めない．気胸の所見も認めず．
- 頸部～骨盤部CT：右肺尖に索状影，結節影を認める（陳旧性炎症性変

化の疑い），両肺尖にブラ多発．気腫状変化あり．
右陰嚢に軽度脂肪濃度上昇あり．
- 関節エコー検査：右手関節，舟状骨，菱形骨の表面に滑液貯留を認めるがパワードプラ陰性．滑膜肥厚もなし．エコーガイド下に施行し1.5 mL採取．透明で粘稠度も高いほぼ正常の関節液が引けた．

③ 発熱患者の状況をProblem Listにまとめよう

Problem List

- ☐ 1 発熱
- ☐ 2 手関節痛
- ☐ 3 口内炎
- ☐ 4 咽頭痛
- ☐ 5 しびれ
- ☐ 6 皮疹
- ☐ 7 高CRP血症
- ☐ 8 陰嚢脂肪織濃度上昇（Behçet病の副睾丸炎によるものと思われる変化）

④ 鑑別診断は？

化膿性関節炎，パルボウイルス感染症，感染性心内膜炎，成人Still病，Behçet病，SLE，Sjögren症候群，ANCA関連血管炎/結節性多発動脈炎，サルコイドーシスなど．

不明熱エキスパートの頭の中②

　関節穿刺の結果，化膿性関節炎の可能性は低下した．X線写真，尿検査所見ではそれぞれ異常所見がなく，尿路感染や肺炎は除外された．肝胆道系酵素の上昇も認めず．さらに心エコーでも疣贅は認めなかった．CTでも明らかな膿瘍形成を認めず．菌血症の侵入門戸は認めなかったが，まだ否定はできない．セフトリアキソン（セフトリアキソン®）点滴投与をしながら血液培養結果を待つことに．

　しびれは左手のみで正中神経にTinel徴候を認める．局所的に腫脹がみられるため神経周囲の浮腫が原因かもしれない．四肢末梢の知覚低下を認めず，多発神経障害や多発単神経障害を認めないと考えた．血管炎によるしびれとは矛盾すると考えられ可能性が低下した．

　CTでは精巣内に液体貯留を認めたため，陰部診察をすると陰嚢がやや

腫大し圧痛を認めた．亀頭発赤と陰嚢びらんも認め Behçet 病の特徴に合致する．紅斑もよくみると痤瘡様紅斑であった．これは Behçet 病の特徴と考えられたため，皮膚生検を行い確定診断の助けとした．目の発赤はなく明らかな毛嚢炎の所見はなかった．

⑤ 確定診断・除外診断を進めよう（追加検査）

表 3：追加検査

尿培養	大腸菌
血液培養	（−）
ANCA	（−）
抗核抗体	（−）
抗 SS-A 抗体	（−）
抗 SS-B 抗体	（−）

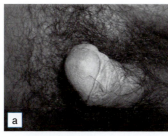 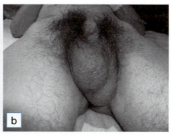

図 3：陰部の観察所見（カラー口絵参照）
(a) 亀頭部に発赤がみられる．(b) 右陰嚢が発赤し腫大している．

①尿培養，血液培養，②皮膚生検，③ ANCA，④フェリチン，⑤抗核抗体，抗 SS-A 抗体，抗 SS-B 抗体検査を行った．

皮膚生検

検体中央には表皮下水疱の形成をみる．遊離部の表皮は壊死を来している．非遊離部の表皮には液状変性を伴い，ケラチノサイトの個細胞壊死が散在する．全体に角質層は basket-weave 状に保たれ初期病変であることが示唆される．

皮下結合織・深部断端を中心として真皮浅層まで，血管周囲から間質に

表4：初発症状の頻度

		患者数 (n=412)	(%)
初発症状	口腔内潰瘍 陰部潰瘍 眼病変 皮膚病変	290 66 56 97	70 16 14 24
初発症状の数	1種類 2種類 3種類 4種類	321 52 27 12	70 16 14 24

（文献1）より引用）

かけて好中球浸潤が目立ち，核破砕物や組織球の出現を伴う．検体深部端には膿瘍形成を伴う．一部の小静脈には内皮の腫大やフィブリノイド変性を伴い，血管炎と判定される．Behçet 病としても矛盾しない．

 最終診断：不全型 Behçet 病
（主症状3つ，副症状2つ）

⑥ 不明熱エキスパートの診断・治療戦略

Pitfall はどこにあるか？

　Behçet 病のゲシュタルトをしっかり把握できているかが重要である．ぶどう膜炎，再発性口腔内アフタ，外陰部潰瘍，結節性紅斑がみられれば Behçet 病の4徴として診断は容易であろう．この中で結節性紅斑が主訴で，非典型的な関節炎やしびれを伴ったことで鑑別が広がったことが診断を難しくさせた．

　参考までに Behçet 病の4徴の出現頻度や症状がそろう頻度についてのデータを示しておく（表4）．

"不明熱"で終わらせない一手は何か？

　患者も自覚症状はなかったがズボンを下ろしての陰部診察を経て亀頭炎，副睾丸炎の発見に結びつけたことが大きい．

表5：Behçet病の症状と鑑別診断

a. 粘膜，皮膚，眼を侵す疾患	
多形滲出性紅斑，急性薬物中毒，Reiter病	
b. Behçet病の主症状の1つをもつ疾患	
口腔粘膜症状	慢性再発性アフタ症，Lispchutz陰部潰瘍
皮膚症状	化膿性毛嚢炎，尋常性痤瘡，結節性紅斑，遊走性血栓性静脈炎，単発性血栓性静脈炎，Sweet病
眼症状	転移性眼内炎，敗血症性網膜炎，レプトスピローシス，サルコイドーシス，強直性脊椎炎，中心性網膜炎，青年再発性網膜硝子体出血，網膜静脈血栓症
c. Behçet病の主症状および副症状とまぎらわしい疾患	
口腔粘膜症状	ヘルペス口唇・口内炎（単純ヘルペスウイルス1型感染症），外陰部潰瘍：単純ヘルペスウイルス2型感染症
結節性紅斑様皮疹	結節性紅斑，バザン硬結性紅斑，サルコイドーシス，Sweet病
関節炎症状	関節リウマチ，SLE，強皮症などの膠原病，痛風，乾癬性関節症
消化器症状	急性虫垂炎，Crohn病，潰瘍性大腸炎，急性・慢性膵炎
副睾丸炎	結核
血管系症状	高安動脈炎，Burger病，動脈硬化性動脈瘤，深部静脈血栓症
中枢神経症状	感染症・アレルギー性の髄膜・脳・脊髄炎，SLE，脳・脊髄の腫瘍，血管障害，梅毒，多発性硬化症，精神疾患，サルコイドーシス

（文献2）より引用）

Behçet病は画像や生検‒病理所見で診断が決まる病気ではないし，4徴それぞれは他の疾患でもみられる症状であるため，その他の疾患の除外も重要である．一方，結節性紅斑はさまざまな原因で起こる皮膚病変であるが，皮膚生検をすることで病変の本態が何であるかの参考になることを覚えておくとよい（**表5**）．

⑦ 症例のその後の経過

不全型Behçet病に対してプレドニゾロン（プレドニゾロン®）30 mg/日（0.5 mg/kg）で治療開始．翌日に速やかに解熱し，皮疹も改善傾向を認めた．3日目から口内炎も改善し食事も摂れるようになった．感染症は否定的であったので，セフトリアキソン（セフトリアキソン®）点滴は1週間で終了し退院となった．

『この1冊で極める **不明熱の診断学**』のここを読もう！

➡ P.184　陰部診察の大切さが COLUMN に書かれています！
➡ P.192　皮疹を見て考えるべき発熱の鑑別診断がまとめられています！

文献
1) 山下裕之編著：難治症例とその対策—膠原病徹底考察ガイド，日本医事新報社，2017
2) 厚生労働省ベーチェット病診断基準

（宮川　慶）

第Ⅱ章　各論：症例検討編

ケース34　血液培養のその先を考える

> **症　例**　79歳　女性
> **主　訴**　発熱，悪寒
> **現病歴**　4日前の血液透析時に著明な倦怠感・悪寒があった．悪寒は透析最中に出現し帰宅後しばらくすると改善した．3日前は症状なく経過したが，2日前は咳が少し出て全身倦怠感があり食欲もなかった．戦慄はなし．昨日透析中に再び悪寒があり，体温は39.4℃だった．透析後に診察を受け感染症疑いとして血液培養検査2セット採取の後，セフトリアキソン（ロセフィン®）点滴，セフジニル（セフゾン®）が内服処方され帰宅となった．本日診察時，全身倦怠感は残存するも改善傾向を認めた．血液培養では2セットでグラム陽性桿菌を検出．菌血症の診断で当科入院となった．
> **既往歴・手術歴**　腎硬化症のため7年前から透析開始，高血圧，虫垂炎手術，卵管結紮術，腹腔鏡下胆嚢摘出術，子宮・膀胱脱手術
> **内服薬**　炭酸ランタン（ホスレノール®），ランソプラゾール（タケプロン®），シルニジピン（アテレック®），近医から2日前にアセトアミノフェン（カロナール®），セフジニル（セフゾン®），ジメモルファン（アストミン®），カルボシステイン（ムコダイン®）処方
> **アレルギー**　トスフロキサシン（オゼックス®），ミノサイクリン（ミノマイシン®）
> **職　業**　なし
> **家族歴**　なし
> **喫　煙**　なし　　**飲　酒**　なし
> **その他**　なし
> **身体所見**
> 体温：36.4℃，血圧：115/45 mmHg，脈拍数：67回/分，呼吸数：

20回/分，SpO$_2$：98%（室内気）
頭頸部：眼瞼結膜；貧血なし，点状出血なし　眼球強膜；黄染なし
咽頭；発赤なし　扁桃；腫大なし，白斑もなし　頸部リンパ節；腫脹なし　甲状腺；腫大なし
髄膜刺激徴候：項部硬直なし　jolt accentuation なし
胸部：肺野；inspiratory crackle なし，wheeze や rhonchi もなし
心音；不整，拡張期雑音あり
腹部：平坦で少し硬め　腸蠕動音は正常
四肢末梢：浮腫なし，皮疹なし　Kernig 徴候；（－），Brudzinski 徴候；（－）
シャント部は特に異常所見なし．シャント音も良好

不明熱エキスパートの頭の中①

　血液培養2セットが陽性で，グラム染色ではグラム陽性桿菌と判明している．グラム陽性桿菌は，環境に広く分布する細菌でコンタミネーションを起こしやすい．しかし，この症例では，2セットから検出されていること，菌血症の症状である悪寒戦慄があったことからコンタミネーションではなく菌血症の起因菌と考えてよいだろう．

　菌血症は，感染巣（フォーカス）の所在によって，①一次菌血症，②二次菌血症，③フォーカス不明に分類される．

　①一次菌血症は，心内膜炎，シャント感染，カテーテル感染など，血管内にフォーカスがあるもの（いわゆる血流感染），②二次菌血症は，髄膜炎，膿瘍など血管外にフォーカスが存在するものである．病原性のあるグラム陽性桿菌としては，*Bacillus cereus*, *Listeria*, *Corynebacterium*, *Clostridium* などが予想される候補である．これらの菌の特性から，皮膚，腸管，肺がフォーカスの可能性がある．自覚症状は，咳のみなので，上気道，下気道（肺炎）の検索が必要だろう．身体診察では明らかな異常所見はなかったが，*Listeria* は髄膜炎を起こすため髄膜刺激徴候の有無にも注意すべきである．フォーカスのわかりにくい心内膜炎，シャント感染などの一次菌血症の可能性も考慮したい．

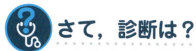 さて，診断は？
エキスパートの思考を追いながら考えてみよう．

① Review of Systems（ROS）を行う
（＋）　発熱，悪寒戦慄，咳
（－）　腹痛，嘔吐，下痢，関節痛，頭痛，項部硬直，頻尿，排尿時痛

② 検査結果

表1：血液検査所見

血算		生化学			
WBC（/μL）	3,500 L	TP（g/dL）	6.97	Cr（mg/dL）	7.03 H
Hb（g/dL）	12.3 L	Alb（g/dL）	3.06 L	BUN（mg/dL）	32.4 H
Plt（×10⁴/μL）	9.6 L	CK（IU/L）	321 H	Glu（mg/dL）	184 H
凝固		AST（IU/L）	69 H	Na（mmol/L）	134
PT（秒）	11.2	ALT（IU/L）	31	K（mmol/L）	5.1
PT（％）	124.5	LDH（IU/L）	448 H	Cl（mmol/L）	102
PT-INR	0.94	ALP（IU/L）	159	T-bil（mg/dL）	0.18
APTT（秒）	23.9	γ-GT（IU/L）	25	D-bil（mg/dL）	0.04
Fib（mg/dL）	402	chE（IU/L）	188	CRP（mg/dL）	4.48 H
FDP（μg/mL）	なし				
Dダイマー	なし				

Plt（×10⁴/μL）の正しい表記：Plt（×10^4/μL）

H：高値，L：低値

感染症

TPHA	（－）
RPR	定性（－）
HBsAg	（－）
HCVAb	（－）

表2：尿検査所見

pH	7.5
潜血	（2＋）
蛋白	（3＋）
糖	（3＋）
ケトン体	（3＋）
白血球定性	（3＋）
亜硝酸塩	（－）

- 胸部X線検査：心胸郭比56％で明らかな心拡大はなし．肺野に明らかな浸潤影や結節はなし．
- 心電図：洞調律，明らかな虚血性変化もなし．

不明熱エキスパートの頭の中②

　血液検査の結果，軽度肝酵素上昇と LDH 上昇を認めるのみであった．尿検査では膿尿を認めるが，透析患者であり慎重に判断したいところ．近医より血液培養の結果は *Listeria* が検出されたと連絡あり．しかしリステリア菌血症とわかって終わりではない．*Listeria* は侵入門戸がはっきりせず敗血症や髄膜炎を来すことが多い[1]．また心内膜炎にも注意が必要な菌である．このため，意識レベル，髄膜刺激徴候，腰椎穿刺について検討し心内膜炎の確認のため心エコーを行いたい．透析患者は細胞性免疫が低下しているが，ほかに重要な菌血症を起こすリスクとして頻回のシャント穿刺である．そのためシャント部は注意して診察しておく．入院時は特に有意な所見を認めなかった．

③ 発熱患者の状況を Problem List にまとめよう

Problem List
- 1　発熱
- 2　悪寒戦慄
- 3　咳
- 4　リステリア菌血症
- 5　血液透析（火木土）

④ 鑑別診断は？

　リステリア菌血症が判明しているが，ほかにフォーカスはないか？　心内膜炎，細菌性髄膜炎，シャント感染などが鑑別に挙がる．

不明熱エキスパートの頭の中③

　通常リステリア菌血症であれば2週間の治療でよい．心内膜炎があれば治療期間は最低4週間必要で，適応があれば手術も考慮すべきである．シャント感染であれば4〜6週間の治療に加えシャント抜去．さらに再度シャント造設を行うことになる．
　さらに知っておきたいのは *Listeria* に有効な抗菌薬についてである．セフェム系の MIC が非常に高く，ペニシリン系，特にアンピシリンが第一選択とされている点に注意したい．

⑤ 確定診断・除外診断を進めよう（追加検査）
- 造影CT：明らかな異常所見を認めない．
- 尿グラム染色，培養：検出せず．
- 腰椎穿刺：患者の希望により施行せず．

不明熱エキスパートの頭の中④
　心エコーでは疣贅や弁輪部膿瘍を認めず．腰椎穿刺は施行できなかったが，身体診察所見で髄膜刺激徴候は1つもみられなかった．頭痛や意識変容もなく除外することとした．尿培養ではグラム陽性桿菌をはじめ細菌は検出されなかった．CTでも明らかな膿瘍形成などは認めなかった．菌血症のみかと思われたが入院翌日から透析時のシャント部痛の訴えがみられるようになった．最初はシャント部に淡く発赤を認めるのみであったが入院3日目には発赤部が腫脹しはじめ熱感と圧痛を認めるようになった．

最終診断：シャント部位感染を伴うリステリア菌血症

⑥ 不明熱エキスパートの診断・治療戦略

Pitfallはどこにあるか？
　小児・高齢者などの免疫能低下症例ではリステリア菌血症を鑑別に入れておくとよい．また，リステリア髄膜脳炎は生後3日以降の新生児か，免疫抑制患者，高齢者などによくみられると報告されている[1]．

"不明熱"で終わらせない一手は何か？
　透析症例の発熱は熱源検索の中にシャント部位感染症をチェックしておくとよいだろう．
　リステリア感染症は食品関連感染症ともいわれている．厚生労働省の報告では欧米ではナチュラルチーズなどの乳製品，生ハムなどの食肉加工品，スモークサーモンなどの魚介類加工品，コールスローなどのサラダなどで*Listeria*による食中毒の報告が多くみられる．日本では乳製品，食肉

加工品などからの報告が少数だがみられる．特に妊婦，高齢者，HIV 感染者では少量の *Listeria* でも発症し，敗血症や髄膜炎を来す．妊婦では胎盤や胎児へ感染し流産や新生児に影響が出ることもある．本症例において詳細に問診をとり直すと，チーズをしばしば好んで食べているとのことであった（リステリア感染の原因となったかどうかは定かではない）．

大量の菌で汚染された牛乳，デリカテッセン食品，サラダなどを実際に摂取すると 48 時間でリステリア胃腸炎を発症する（発生率 50 〜 100％）[2]．

✎MEMO エキスパートが使っている EBM 豆知識

- リステリア感染症の高リスク群

妊婦，高齢者，新生児，臓器移植後の免疫抑制者，担がん患者，抗 TNF-α 療法やステロイド内服中の患者．

- リステリア感染症のその他の高リスク群

アルコール依存，糖尿病，腎疾患，リウマチ性疾患，鉄剤過剰投与．

⑦ 症例のその後の経過

シャント感染症と診断し腎臓内科にコンサルを行った．シャント抜去術が予定され，同時に中枢側に新しくシャント造設を行うこととなった．治療期間は血液培養陰性化確認日から 6 週間に設定し 4 週間は点滴で，あとの 2 週間は内服加療となった．

『この 1 冊で極める 不明熱の診断学』のここを読もう！

→ P.141 既往歴から熱源のヒントが探れることも．そのポイントを学ぼう！

文献

1) Mora J, et al：Listeriosis in pediatric oncology patients. Cancer 83：817. 1998
2) 福井次矢，黒川　清監修：ハリソン内科学，第 3 版（原著第 17 版），医学書院，2009

（宮川　慶）

第Ⅱ章　各論：症例検討編

ケース35　発熱＋痙攣？

症　例	44歳　男性
主　訴	発熱，痙攣

現病歴　本日15時頃，入所中の施設の自室で正座し前のめりの状態で発見された．本人から痙攣したという訴えがあり救急要請．最初に両側上肢がぐーっと曲がった後，数十秒ほど伸ばした状態で固まるような症状であったと言う．救急外来受診時痙攣は認めなかった．発見されるまでの経過は目撃者がおらず不明だが，救急車内では意識下で四肢を伸ばした状態でびくんびくんと痙攣しているようであり，その後意識を失ったとのことであった．朝から体調が悪く熱っぽい感じはしていたが，体温計を持っていなかったので体温は測ることができなかった．

既往歴・手術歴　熱傷（10〜15年ほど前に自分で両足に火をつけて受傷）
人格障害＋アルコール依存症の診断で3年前まで近医精神科通院．ミアンセリン（テトラミド®），レボメプロマジン（ヒルナミン®），エスタゾラム（ユーロジン®），ブロマゼパム（レキソタン®）を定期内服していた
酩酊状態で興奮し救急外来受診歴が多数
痙攣重積発作で1週間前に入院
右下腿アカツキ病

内服薬　エスシタロプラム（レクサプロ®），クエチアピン（セロクエル®），エスタゾラム，ミアンセリン，レボメプロマジン，ブロマゼパム

アレルギー　なし

職　業　無職

家族歴	なし
喫　煙	1日10〜20本
飲　酒	大酒家
その他	7年前から生活保護．母親は死別．父親は消息不明

身体所見

<u>体温：39.0℃</u>，血圧：120/80 mmHg　呼吸数：20回/分　心拍数135回/分　GCS：E4V5M5

頭頸部：貧血なし，黄疸なし．瞳孔左右差なし．眼球運動障害なし．眼振なし．開眼しているが，時折上転する．額〜頸部に多く発汗認める．項部硬直あり

胸部：肺音；清　心音；整，雑音はなし

腹部：平坦で軟，圧痛はなし

四肢末梢：右膝は熱感，発赤，腫脹，圧痛を認めた．右下腿には水疱を伴う発赤が広がっており熱感と圧痛を認めた（図1, 2）．四肢には筋固縮を認める

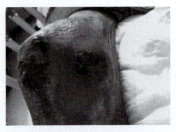 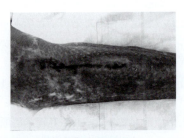

図1：右膝関節（カラー口絵参照）
発赤がみられ，腫脹がある．

図2：右下腿の皮膚病変
（カラー口絵参照）
発赤が広がり一部水疱を認めた．

不明熱エキスパートの頭の中①

　強直間代発作を施設で発症．救急車内では間代発作からもうろう状態になったと考えられる．受診時は発熱，倦怠感，下腿の発赤や水疱，圧痛と膝関節炎があり，四肢には筋固縮があった．化膿性関節炎の除外目的で，右膝の関節穿刺を考慮したい．同側の下腿の病変は蜂窩織炎を思わせる．全身状態が悪く水疱も認め意識障害や痙攣発作も認めることから除外すべきは壊死性筋膜炎，細菌性髄膜炎である．<u>発熱＋筋固縮，精神科通院</u>

例は悪性症候群やセロトニン症候群を考慮したい．しかし，抗精神病薬内服による副作用でパーキンソニズムが出ている状態で蜂窩織炎になった，食欲低下し脱水になったのが増悪因子となり痙攣発作を誘発したというcommonな疾患の複合が本態かもしれない．

既往歴のアカツキ病についてであるが，欧米では合致する疾患はないが類縁疾患としてpomade crustという名称で報告されている．坂本らによれば「通常の日常生活を送ってさえいれば脱落，清浄化されるはずの物質が主として心的機制によって局所的洗浄化が妨げられて，鱗屑痂皮として蓄積した状態」と定義されている．この物質とは皮脂，垢，ふけである[1]．

さて，診断は？
エキスパートの思考を追いながら考えてみよう．

① Review of Systems（ROS）を行う
（＋） 発熱，意識障害，強直間代発作，関節炎，発汗，項部硬直，下腿熱感，圧痛
（－） 腹痛，嘔吐，下痢，頭痛，しびれ，咳，咽頭痛，排尿時痛

② 検査結果
- 胸部X線検査：CTR 38.3％．明らかな浸潤影なし．横隔膜の平坦化あり，肺は過膨張傾向．
- 心電図：洞性頻脈．明らかな虚血性変化はなし．
- エコー

　segmental asynergy：前壁中隔，側壁でhypokinesis　右心系はやや虚脱．右室自由壁の運動性は低下．
　EF：40.47％　IVSd 6.7　PWd 12.3　Dd 40.3　Ds 32.5　4 valves 評価困難
　transmitral inflow E 44.96　Dct 105 msec　A 70.75　E' 4.6　E/E' 9.8
　IVC 8.1～11.7 mm 呼吸性変動小さい．明らかな疣贅は認めなかった．

表1：血液検査所見

血算			生化学			
WBC（/μL）	21,800H		TP（g/dL）	10.75 H	K（mmol/L）	6.8 H
Hb（g/dL）	14.0		Alb（g/dL）	3.52	Cl（mmol/L）	116
Plt（×10^4/μL）	49.5		CK（IU/L）	24,340 H	Ca（mg/dL）	9.0
凝固			CK-MB（ng/mL）	120 H	P（mg/dL）	6.0 H
PT（秒）	15.6		AST（IU/L）	554 H	Mg（mg/dL）	2.7
PT-INR	1.27 H		ALT（IU/L）	168 H	T-bil（mg/dL）	0.85
APTT（秒）	27.2		LDH（IU/L）	1,272 H	CRP（mg/dL）	0.65 H
Fib（mg/dL）	404 H		ALP（IU/L）	246	トロポニン T（ng/mL）	0.054
FDP（μg/mL）	19.50 H		γ-GT（IU/L）	60 H	ビタミン B$_1$*（ng/mL）	68
D ダイマー（μg/mL）	8.03 H		Amy（IU/L）	93	ビタミン B$_{12}$*（pg/mL）	1,490
感染症			Cr（mg/dL）	2.47 H	葉酸*（ng/mL）	4.9
TPHA	（−）		UA（mg/dL）	17.35 H	ACTH（pg/mL）	8.2
RPR	（−）		BUN（mg/dL）	66.9 H	コルチゾール（μg/dL）	48.5
HBs Ag	（−）		Glu（mg/dL）	153 H	TSH（μIU/mL）	0.90
HVC Ab	（−）		Na（mmol/L）	152 H	fT4（ng/dL）	0.72

＊：ビタミンは投与されてから血液採取されたとのこと．

H：高値

表2：尿検査所見

pH	5.0
潜血	（3+）
蛋白	（3+）
糖	（−）
ケトン	（−）
白血球反応	（1+）
亜硝酸塩	（−）
赤血球沈渣（/HPF）	1～4
白血球沈渣（/HPF）	1～4
移行上皮細胞（/HPF）	5～9
尿細管上皮細胞（/HPF）	20～29
上皮細胞	30～49
顆粒円柱	100
細菌	（2+）

表3：血液ガス検査所見

pH	7.407
PCO$_2$（mmHg）	35.3
PO$_2$（mmHg）	78.7
BE	−1.8
Na（mmol/L）	158
K（mmol/L）	4.7
乳酸（mg/dL）	23.0

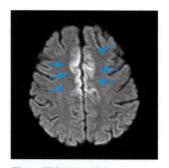

図 3：頭部 MRI 検査
頭頂部帯状回で皮質に高信号域
（──▶）を両側性に認めた．

不明熱エキスパートの頭の中②

　血液検査の結果，白血球増加，高クレアチンキナーゼ血症，急性腎不全から壊死性筋膜炎の除外が重要性を増した．整形外科，皮膚科に相談し外科的処置の必要性について早期に検討してもらう．また発熱，筋固縮，抗精神病薬内服に加え高クレアチンキナーゼ血症も認めるため悪性症候群の可能性は非常に高い．関節穿刺の結果から化膿性関節炎の可能性は低下した．また腰椎穿刺の結果，細菌性髄膜炎の可能性は低下した．頭部 MRI 検査は痙攣後脳症の所見を認めることから今回の痙攣は重積発作であったと考えられる．

③ 発熱患者の状況を Problem List にまとめよう

Problem List

- ☐ 1　強直間代痙攣
- ☐ 2　意識障害
- ☐ 3　発熱
- ☐ 4　右下腿発赤，熱感，圧痛
- ☐ 5　右膝関節炎
- ☐ 6　筋固縮
- ☐ 7　精神科通院歴
- ☐ 8　高クレアチンキナーゼ血症
- ☐ 9　肝胆道系酵素上昇
- ☐ 10　急性腎不全
- ☐ 11　高ナトリウム血症
- ☐ 12　高カリウム血症

④ 鑑別診断は？

壊死性筋膜炎，蜂窩織炎，細菌性髄膜炎，悪性症候群，セロトニン症候群，薬剤性パーキンソニズムなど．

⑤ 確定診断・除外診断を進めよう（追加検査）

表4：追加検査

髄液検査		膝関節液	
細胞数（/μL）	2	白血球数（/μL）	11,400
単核球（%）	83	赤血球数（×10^4/μL）	1
多核球（%）	17	総蛋白（g/dL）	5.69
蛋白定量（mg/dL）	60	Glu（mg/dL）	128
糖（mg/dL）	98	グラム染色	（－）
		培養	（－）
		血液培養	（－）

- 髄液・膝関節液検査を行った．
- 関節エコー：膝は滑液貯留あり．パワードプラ陰性，内部は均一．

最終診断：悪性症候群
**　　　　　（＋痙攣後脳症，強直間代性痙攣）**

⑥ 不明熱エキスパートの診断・治療戦略

Pitfall はどこにあるか？

抗精神病薬を内服中の症例が発熱を起こした場合には悪性症候群やセロトニン症候群を鑑別に挙げることが重要である．両者の区別については**表5**[2)]を参照されたい．

"不明熱"で終わらせない一手は何か？

<u>直近1ヵ月の内服状況の問診が非常に大切</u>となる．悪性症候群のほとんどは，原因医薬品の投与後，減薬後，あるいは中止後の1週間以内に発症

表5：悪性症候群とセロトニン症候群の比較

		悪性症候群	セロトニン症候群
	原因薬物	ドパミン拮抗薬 ドパミン作動薬の中断	セロトニン作動薬 ドパミン作動薬（？）
経過	症状の発現 症状の改善	数日〜数週間 平均9日	数分〜数時間以内 24時間以内
症状	発熱（38℃以上） 意識状態の変化 自律神経症状 筋強剛 白血球増加 CK値上昇 AST/ALT値上昇 代謝アシドーシス 腱反射亢進 ミオクローヌス 精神症状	90%以上 90%以上 90%以上 90%以上 90%以上 90%以上 75%以上 多い まれ まれ 意識障害 昏迷（意志発動性の低下）	45% 50% 50〜90% 50% 11% 15% 8% 9% 非常に多い 非常に多い 不安，焦燥感，錯乱など の"落ち着かなさ"
治療 効果	ドパミン作動薬 セロトニン拮抗薬	症状改善 効果なし（？）	症状悪化 症状改善

（文献2）より引用）

する．Caroffらの報告によれば，24時間以内の発症が16%，1週間以内の発症が66%，30日以内の発症が96%と大半を占め，30日以降の発症は4%となっている[3]．セロトニン症候群では原因薬物の開始，あるいは増量から24時間以内，特に6時間以内に起こる．セロトニン症候群は中枢神経系におけるセロトニン作動活性の亢進によって起こるため薬物の減量は疾患の誘引にはならずむしろ治療になるのである．すべてのセロトニン作動薬を中止することで大半が24時間以内に改善に至る[4]．

かかりつけ医に連絡したところ，選択的セロトニン再取り込み阻害薬 selective serotoin reuptake inhibitor（SSRI）の増量は行っていなかったとのこと．また，入院後SSRIは中止となっていたが24時間以上経過しても病態の改善を認めなかったためセロトニン症候群は否定的である．抗精神病薬については，先週痙攣重責発作で入院して以降内服を中止していたとのこと．悪性症候群では原因医薬品の投与後，減量後，あるいは中止後の1週間以内に発生することが多いといわれている．Levensonの診断基準（表6）[5]から大症状の発熱，CPK上昇の2項目を，小症状では頻脈，

表6：Levensonらの悪性症候群診断基準

以下の大症状の3項目を満たす，または大症状の2項目＋小症状の4項目を満たせば確定診断

大症状
 1）発熱
 2）筋強剛
 3）血清CKの上昇

小症状
 1）頻脈
 2）血圧の異常
 3）頻呼吸
 4）意識変容
 5）発汗過多
 6）白血球増多

（文献5）より引用）

頻呼吸，意識変容，発汗過多，白血球増多の4項目を満たすので確定診断に至る．

　下肢の病変については皮膚科，整形外科にコンサルトした結果，壊死性筋膜炎は否定的で外科的デブリドマンは必要なしとの判断になった．関節穿刺から化膿性関節炎は否定的で，腰椎穿刺から髄膜炎も否定された．このようにcriticalな疾患はしっかり除外することを心がけたい．

📝MEMO エキスパートが使っているEBM豆知識

表7：悪性症候群を起こす薬剤

抗精神病薬	・アリピプラゾール ・クロルプロマジン ・クロザピン ・フルフェナジン ・ハロペリドール ・オランザピン ・パリペリドン	・ペルフェナジン ・クエチアピン ・リスペリドン ・チオリダジン ・ジプランドン ・アミスルプリド ・ゾテピン
制吐薬	・ドンペリドン ・ドロペリドール ・メトクロプラミド	・プロクロルペラジン ・プロメタジン

（文献5）より引用）

表 8：悪性症候群の治療

1. 早期診断と原因薬物の中止
2. 全身管理（適切な治療が可能な施設への転送も含めて）
    - （ア）クーリング
    - （イ）補液・電解質バランスの是正
    - （ウ）呼吸・循環動態の管理
    - （エ）合併症の治療・予防
    - （オ）精神症状にはベンゾジアゼピンで対応
3. ダントロレンの投与
    - （ア）初回投与量ダントロレン注射用 40 mg（2 バイアル）を点滴静注
    - （イ）効果が不十分な場合，20 mg ずつ増量（最高 200 mg）
    - （ウ）最大投与期間は 7 日間まで
    - （エ）点滴終了後は，内服で 1 日 3～6 カプセル（75～150 mg）を 2～3 週間投与
4. ブロモクリプチンの投与（ダントロレンが無効ないし効果不十分の場合）
    - （ア）経口あるいは経鼻胃チューブより初回 7.5 mg 投与
    - （イ）効果が不十分な場合，1 日ごとに 2.5 mg～5 mg を増量
    - （ウ）1 日最高 30 mg までを分 3 投与
    - （エ）嘔吐，幻覚・妄想の悪化に注意する
5. ECT（電気けいれん療法）
    - （ア）精神症状のコントロールが不十分な場合や上記の薬物が無効な場合
    - （イ）筋弛緩剤としては非脱分極性筋弛緩剤を使用する
6. 症状改善後の抗精神病薬の再投与
    - （ア）SGA を可能な限り低用量で開始する

（文献 6）より引用）

⑦ 症例のその後の経過

　セフトリアキソン（セフトリアキソン®）とバンコマイシン（バンコマイシン®）点滴で治療．もともと大量飲酒があり，アルコール離脱症候群の予防のためベンゾジアゼピンを投与した．これは悪性症候群にも有効となる．さらにダントロレン（ダントリウム®）点滴を併用した．数日の経過で解熱し筋症状も改善が得られ食事摂取やリハビリテーションを開始できるようになった．

『この1冊で極める **不明熱の診断学**』のここを読もう！

→ P.63　悪性症候群やセロトニン症候群は疾患のゲシュタルトを把握していることが重要．そして鑑別に挙げることが重要になります．

文献

1) 坂本邦樹：あかつき病を考える．皮膚病診療 5：1042．1983
2) Wijdicks EFM：Neuroleptic malignant syndrome. UpToDate〔2017.11.27 確認〕
3) Caroff SN, Mann SC：Neuroleptic malignant syndrome. Med Clin North Am 77：185-202. 1993
4) 厚生労働省　重症副作用疾患別対応マニュアル―セロトニン症候群，2010
5) Levenson JL：Neuroleptic malignant syndrome. Am J Psychiatry 142：1137-45. 1985
6) 日域広昭, 他：悪性症候群．日内会誌 96：1627-33. 2007

〈宮川　慶〉

第Ⅱ章　各論：症例検討編

ケース36　＋αは咽頭痛

症　例	16歳　男性

主　訴　発熱，頸部腫脹，咽頭痛，鼻詰まり

現病歴　10日前から38℃の発熱，咽頭痛，頸部痛があり近医を受診．インフルエンザと溶連菌の迅速検査では陰性．感冒薬処方で経過観察となった．解熱せず昨日から頸部リンパ節腫脹あり再度受診．血液検査で肝酵素の上昇を認めるため精査加療目的で本日当科受診となった．

既往歴・手術歴　気管支喘息

内服薬　プランルカスト（プランルカスト®），オロパタジン（アレロック®）

アレルギー　なし

職　業　学生

家族歴　なし

喫　煙　なし　**飲　酒**　なし

身体所見

体温：38.1℃　血圧：114/64 mmHg　心拍数：116回/分　呼吸数：16回/分　SpO_2：97%
意識清明
頭頸部：咽頭；発赤あり　扁桃；腫大（2＋），白苔付着あり，中咽頭にも発赤と白苔　左右頸部リンパ節腫脹を触れる．後頸部にも触れる．圧痛あり
胸部：肺音；清　心音；整，雑音なし
腹部：平坦かつ軟，圧痛なし　肝叩打痛なし　脾叩打痛なし
四肢末梢：浮腫なし
皮膚：皮疹なし

腹部エコー：肝臓はやや腫大．明らかな腫瘤はなし　Spleen Index（古賀らの方法で計測）；5.3 cm×9.0 cm と軽度腫大　腹水はなし

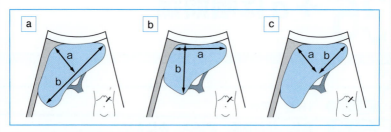

図1：spleen index について
a：古賀ら[1]は，右側臥位左肋間走査にて脾の最大面積が得られる断層像から脾の最大径（脾の上端と下端）と，それに直行しかつ脾門部を通る短径の積を求めた（spleen index＝SI）．従来，成人では SI が 30 を超えれば脾腫といわれてきたが，機種の改良とともに正常範囲とすることも多い．
b：朝井ら[2]は左肋間走査にて脾の最大断面を描出し，長径×厚みを SI とし 30 以下を正常とした．
a と b の方法は，肺のガスなどで脾臓が隠れてしまう場合には計測不能となる．
c：脾上端を描出できない場合，古賀らの簡易型ではあるが，脾の上端と下端の最大径を計測する代わりに下端と脾門部までの距離を用いるもので，20 以下を正常としている[3]．
（文献 1）〜 3）を参考に作成）

不明熱エキスパートの頭の中①

　咽頭痛が主訴となる疾患を考えるときに，まず除外しておきたいのが，急性喉頭蓋炎，扁桃周囲膿瘍，咽後膿瘍，無顆粒球症，口底部蜂窩織炎 Ludwig アンギーナ，化膿性血栓性内頸静脈炎 Lemierre 症候群，アナフィラキシーなどのいわゆる killer sore throat と呼ばれるものである．これらは気道閉塞や循環不全を招き死に至る可能性があるため重要である．それぞれの診断の要点は MEMO を参照されたい．
　本症例は咽頭痛のほかに発熱，頸部リンパ節腫脹，扁桃腫大を認めるが，除外したいのは Lemierre 症候群．基礎疾患のない若年者にもみられる critical なものである．Fusobacterium necrophorum が起因菌となり，菌血症を伴うことがしばしばみられるため血液培養を採取しておきたい[4]．一方，扁桃腫大に白苔を伴う疾患で押さえておきたいのは EB ウイルス，アデノウイルス，溶連菌，破傷風菌である[5]．EB ウイルスによる伝染性単核球症であった場合，溶連菌を治療する目的でペニシリン系抗菌

薬を使用すると重症の薬疹を生じる可能性が高いことに留意したい．EBウイルス感染症の確認には抗体価と異型リンパ球の確認が必要である．

　本症例は10日間発熱＋頸部リンパ節腫脹が継続しているが，症状が長期化するものには悪性リンパ腫，結核，壊死性リンパ節炎（菊池病），悪性腫瘍などが挙げられる．self-limited な疾患と区別する方法としては，4週間経過観察し改善するか否かである．それ以上経過するならリンパ節生検を考慮したい．ある研究ではリンパ節腫脹の鑑別診断に訪れた患者のうち84％が良性疾患，16％が悪性疾患と診断された[6]．

- 急性喉頭蓋炎：頸部側面X線検査で喉頭蓋の腫大 thumb sign や vallecula sign を確認する．
- 扁桃周囲膿瘍：開口障害や hot potato voice（熱いポテトを食べているときのような声）などの所見が特徴的で，扁桃に膿瘍が付着し口蓋垂の健側への偏移がみられると強く疑う[7]．
- 咽後膿瘍：免疫不全症例や食道異物，気管挿管や胃管挿入などの既往がある症例によくみられ造影CTで診断する．
- 無顆粒球症：血液検査で白血球数の確認が必要だが，原因としては薬剤性血球減少によるものが多く，特に抗甲状腺薬，H_2ブロッカー内服中の症例では注意したい．
- 口底部蜂窩織炎 Ludwig アンギーナ：舌下の化膿性腫脹を認め，舌挙上により気道が強く狭窄され死に直結する呼吸困難が出現する．第2，第3大臼歯の齲歯が原因となることが多い．先行する歯痛や歯科疾患有無の問診が重要となる．
- 化膿性血栓性内頸静脈炎 Lemierre 症候群：先行する咽頭炎から2〜3週間後にリンパ管を介して広がった細菌により感染性血栓性静脈炎を生じるもの．造影CTで内頸静脈内の血栓確認を行う．
- アナフィラキシー：皮膚症状や粘膜症状のいずれかが存在し急速に呼吸器症状や循環器症状を来すものである．多くの場合アレルゲンへの曝露が関与する[8]．

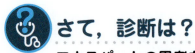

① Review of Systems (ROS) を行う

（＋） 発熱，頸部リンパ節腫脹，咽頭痛
（－） 関節痛，腹痛，下痢，嘔吐，悪寒戦慄，皮疹，筋肉痛

② 検査結果

表1：血液検査所見

血算		生化学			
WBC（/μL）	9,100 H	TP（IU/L）	7.98	BUN（mg/dL）	9.5
RBC（×10⁴/μL）	561	Alb（IU/L）	4.59	Glu（mg/dL）	96
Hb（g/dL）	15.9	CK（IU/L）	31	Na（mmol/L）	135
Ht（%）	45.8	AST（IU/L）	116 H	K（mmol/L）	4.1
Plt（×10⁴/μL）	19.2	ALT（IU/L）	228 H	Cl（mmol/L）	101
		LDH（IU/L）	316 H	T-Bil（mg/dL）	0.84
		Amy（IU/L）	50	CRP（mg/dL）	0.38 H
		Cr（mg/dL）	0.79	H：高値	

③ 発熱患者の状況を Problem List にまとめよう

Problem List

- □ 1 発熱
- □ 2 頸部リンパ節腫脹（顎下，前頸部，後頸部）
- □ 3 白苔付着を伴う扁桃腫大
- □ 4 肝酵素上昇

④ 鑑別診断は？

　Lemierre症候群，EBウイルス感染症（伝染性単核球症），溶連菌感染症，アデノウイルス感染症，悪性リンパ腫，結核，悪性腫瘍，壊死性リンパ節炎，亜急性甲状腺炎．

⑤ 確定診断・除外診断を進めよう（追加検査）

- 血液培養：陰性．
- 血液像目視：伝染性単核球症様異型リンパ球（＋）

表2：ウイルス抗体価

CMV-IgM/E	0.96	（±）
CMV-IgG/E	2.0	（−）
EBV-IgME	2.8	（＋）H
EBV-IgGE	2.9	（＋）H
EBV-EBNA	（−）	

⑥ 不明熱エキスパートの診断・治療戦略

Pitfall はどこにあるか？

- 咽頭痛の患者を診るときには killer sore throat を除外することから始める．
- 白苔付着を伴う扁桃腫大を診たときに EB ウイルス感染症を鑑別に入れることが重要である．

"不明熱"で終わらせない一手は何か？

　頸部リンパ節腫脹の鑑別は非常に広く診断が難しい．触知したリンパ節の性状（表3），リンパ節腫脹の部位（表4）9)，リンパ節腫脹＋発熱（表5）など考え方を分けて鑑別を行い診断を狭めていくとよい．

　また，リンパ節腫脹は多くの場合に自然寛解するが，4週間以上経過しても改善しない場合には生検を考慮するとよいだろう．

　本症例は白苔が付着する扁桃腫大が大きな診断の助けとなり，腹部エコー検査で肝臓，脾臓の腫大を認めた．血液検査で異型リンパ球を認め，抗体価において EB ウイルス IgM 抗体，IgG 抗体が陽性で EBNA が陰性であるため伝染性単核球症の診断に至った．

最終診断：伝染性単核球症

表3：リンパ節の性状と代表的原因疾患

原因となる疾患	リンパ節の性状
反応性リンパ節腫脹	軟らかい，圧痛あり，可動性あり，原疾患の病勢に応じて大きさは変化
悪性リンパ腫	やや硬い（ゴム様），圧痛なし，可動性あり
悪性腫瘍のリンパ節転移	非常に硬い（石様），圧痛なし，可動性不良，大きい
リンパ節結核	硬い，圧痛なし，瘻孔・潰瘍を形成することあり

（この1冊で極める 不明熱の診断学，p178 より引用）

表4：部位別でのリンパ節腫脹をきたす主な疾患

部位	疾患
後頭部	頭部皮膚の炎症
耳介部	顔面・頭部の炎症，風疹
顎下部	口腔内・歯肉の炎症，舌がん，梅毒
上深頸部	上咽頭・口腔内の炎症やがん，悪性リンパ腫，結核
上浅頸部	顔面の炎症，結核，悪性リンパ腫，白血病
後頸部	頭部皮膚の炎症，風疹，結核，伝染性単核球症
斜角筋リンパ節	サルコイドーシス，結核，肺がん，塵肺症
鎖骨上窩	左側（Virchow リンパ節）：腹腔内臓器がんの転移 右・左側：胸腔内臓器がんの転移，悪性リンパ腫
腋窩	上肢・胸郭・乳腺・上側腹部の炎症・悪性腫瘍，結核，悪性リンパ腫
肘部	前腕・手の炎症，梅毒
縦隔	結核，サルコイドーシス，悪性リンパ腫，肺がん，塵肺症，膠原病
腹部	悪性リンパ腫，結核，腹腔内臓器・骨盤内臓器の炎症・がん
鼠径部	下腹部・殿部・下肢の炎症，生殖器・腸管下部の炎症・がん，悪性リンパ腫，軟性下疳
膝窩	下腿・足の炎症・腫瘍

（文献9）より引用）

表5：全身性リンパ節腫脹を伴う発熱疾患

- ウイルス感染症：HIV，EB ウイルス，サイトメガロウイルス，HBV
- 悪性腫瘍：白血病，リンパ腫
- 膠原病：関節リウマチ，SLE
- 薬剤性
- サルコイドーシス

HBV：B型肝炎ウイルス hepatitis B virus
SLE：全身性エリテマトーデス systemic lupus erythematosus
（この1冊で極める 不明熱の診断学，p178 より引用）

表6：伝染性単核球症の徴候および症状

	症状発現	患者の平均%（範囲）
症状	咽喉炎	75（50～87）
	倦怠感	47（42～76）
	頭痛	38（22～67）
	腹痛，悪心または嘔吐	17（5～25）
	悪寒	10（9～11）
徴候	リンパ節症	95（83～100）
	発熱	93（60～100）
	咽頭炎または扁桃炎	82（68～90）
	脾腫	51（43～64）
	肝腫大	11（6～15）
	発疹	10（0～25）
	眼瞼浮腫	13（2～34）
	口蓋粘膜疹	7（3～13）
	黄疸	5（2～10）

（文献7）より引用）

7 症例のその後の経過

　初回診察時からEBウイルスによる伝染性単核球症を疑い，抗菌薬なしで解熱薬を処方し経過観察を行った．翌週当科外来に抗体価検査の結果を聞きに受診した際に問診を行ったところ，最近彼女ができてキスもしたとのことだった．EBウイルスは唾液により伝播することが知られており感染源も明確となった．90％以上の無症候性の血清陽性の症例が唾液中にウイルスを排出しているのである[7]．

　腹部エコーで肝腫大の様子を確認したところ，前回は頭尾径13.5 cmだったのが11 cmに改善していた．脾腫も縮小傾向が確認できた．脾腫は感染2～3週間後に顕著になり1ヵ月経過するまでは脾破裂のリスクがあるため運動をさけるように指導するのも大切である[7]．脾腫やその他の症状の出現頻度については**表6**[7]を参照されたい．

📝MEMO エキスパートが使っている EBM 豆知識

・抗体価の解釈

表7：Epstein-Barr ウイルス（EBV）関連疾患の血清学的特徴

状態	各試験の結果[a]					
	異好性白血球	抗 VCA		抗 EA		抗 EBNA
		IgM	IgG	EA-D	EA-R	
急性伝染性単核球症	＋	＋	＋＋	＋	－	－
回復期	±	－	＋	－	±	＋
過去の感染	－	－	＋	－	－	＋
免疫不全による再活性化	－	－	＋＋	＋	＋	±
Burkitt リンパ腫	－	－	＋＋＋	±	＋＋	＋
上咽頭がん	－	－	＋＋＋	＋＋	±	＋

[a]VCA：ウイルスカプシド抗原，EA：初期抗原，EA-D 抗体：初期抗原に対する抗体で，感染細胞の核および細胞質で散在性パターンを示す．EA-R 抗体：初期抗原に対する抗体で，細胞質に限局している．EBNA：Epstein-Barr 核抗原

（文献7）より引用）

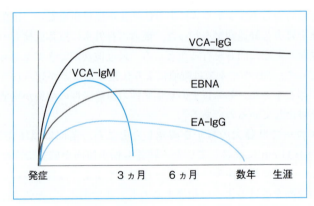

図2：EBV 抗体価の推移
（文献9）より引用）

『この1冊で極める 不明熱の診断学』のここを読もう！

- P.44　原因のわからない発熱に対して経過観察を行うことも大切な戦略．経過観察しても発熱が続くときの考え方を伝授します！
- P.112　菊池病について学ぼう！
- P.175　不明熱で疾患を考えるときには必ず緊急疾患の除外を押さえること！ 頸部症状がある緊急疾患についてポイントを押さえよう！
- P.215　EBウイルスの抗体価の解釈を復習しよう！

文献

1) 古賀　孝, 他：肝疾患における脾の超音波断層法による定量化に関する研究. 肝臓 13：412-20, 1972
2) 朝井　均, 他：超音波断層法とシンチグラフィによる脾臓抽出法の比較検討. 肝臓 17：546-54, 1976
3) 木村邦夫, 他：門脈圧亢進症の超音波診断, 最新医学 37：1288-99, 1982
4) 上田剛士：あなたも名医！ 夜間外来であわてない！ エビデンスに基づく診療の極意, 日本医事新報社, 2016
5) Jensen A, et al：Detection of *Fusobacterium necrophorum* subsp：funduliforme in tonsillitis in young adults by real-time PCR. Clin Microbiol Infect 13(7)：695-701. 2007
6) 山中克郎, 他：UCSFに学ぶできる内科医への近道, 改訂第3版, 南山堂, 2009
7) 福井次矢, 他：ハリソン内科学, 第3版, メディカル・サイエンス・インターナショナル, 2009
8) 日本アレルギー学会 Anaphylaxis 対策特別委員会：アナフィラキシーガイドライン, 日本アレルギー学会, 2014
9) 福井次矢, 他：内科診断学, 第2版, 医学書院, 2008

（宮川　慶）

第Ⅱ章 各論：症例検討編

ケース37 関節炎から考える

| 症例 | 71歳 男性 |

主訴 発熱，膝関節痛

現病歴 昨日より座位の状態から立ち上がるのが困難になった．左膝が腫脹していることに家族が気がついた．38℃発熱がみられ，悪寒がみられたとのこと．今日も発熱が継続し歩行困難，立位困難の状態に改善がみられないため救急外来受診した．ここ1週間は食欲低下しておらず普段どおり摂取できる．

既往歴・手術歴 高血圧，糖尿病，脂質異常症，脳血管性認知症
脳梗塞後遺症のため右不全片麻痺と運動性失語あり．脳腫瘍に対してγナイフ術施行
右MCA狭窄に対して左STA-MVA（single）吻合術，クモ膜下出血
左膝偽痛風，痛風，横紋筋融解症，腎盂腎炎

内服薬 イコサペント酸エチル粒状カプセル，リナグリプチン，アジルサルタン／アムロジピン，フェブキソスタット，エゼチミブ，コルヒチン

アレルギー なし

職業 無職

家族歴 なし

喫煙 20本×50年

その他 要介護2 妻，娘と3人暮らし ADL→排泄おむつ デイサービス：火曜，土曜
歩行は自立しており時々庭を散歩している

身体所見
体温：37.3℃ 脈拍数：80回/分 血圧：130/80 mmHg 呼吸数：16回/分 SpO$_2$：98%（室内気）

頭頸部：眼瞼結膜；貧血なし，眼球強膜；黄染なし　結膜；出血なし
頸部リンパ節；腫脹なし　甲状腺；腫大なし
胸部：肺音；清　心音；整，雑音なし
腹部：平坦かつ軟，圧痛はなし
四肢末梢：浮腫なし　両側膝は熱感，腫脹，圧痛あり．膝蓋跳動もみられる
皮膚：皮疹なし，Janeway 病変なし，Osler 結節なし

不明熱エキスパートの頭の中①

　膝関節に発赤，熱感，腫脹，圧痛，他動時痛を認めることから関節炎であると考えてよい．＋$α$ は関節炎である．関節炎の鑑別診断は急性，慢性と罹患関節の多寡で四分類して考える．急性単関節炎をみたら化膿性関節炎の除外をすることが重要である．一般的に化膿性関節炎は所見も強いことが多いが，所見が弱くとも否定はできない．穿刺を行って性状，所見，培養陰性の確認を行いたい．それまでは化膿性関節炎として扱い，セファゾリン（セファゾリンナトリウム®）点滴とバンコマイシン（塩酸バンコマイシン®）点滴併用で治療開始しておく（入院を繰り返しており糖尿病もあるので MRSA のリスクが高いと判断した）．
　脱力については MRI 検査で脳梗塞は除外された．局所の筋力は維持されているので，関節炎により力が入れられないことによるものであろう．

- 入院後の経過

　本症例は入院後，夕方家族が帰宅して以降急にそわそわしだし点滴をいじったり何度もベッド柵をがたがたさせたり大声をあげるなどするようになった．そのまま過覚醒になり，まったく眠らない状態になった．日内変動を伴う注意力障害，興奮，過覚醒，睡眠覚醒リズム障害を認め過活動型せん妄の診断となった．基礎に脳血管性認知症，脳梗塞，クモ膜下出血，高齢などの準備因子があることがせん妄のリスクである．直接的なせん妄の原因は関節炎であるが，その症状として発熱，疼痛がつらく，入院して環境が変化し一人残され不安が増強したことが誘発因子となっている．見当識をサポートしながら関節炎の治療を進めると同時に，急性期はリスペリドン（リスペリドン®）とスボレキサント（ベルソムラ®）内服で対応することにした．

表1：急性・慢性，単関節炎・多関節炎の分類

急性単関節炎		慢性単関節炎	
・細菌性関節炎 ・痛風 ・偽痛風	・出血性関節炎 ・外傷性関節炎 ・骨髄炎 など	・変形性関節症 ・機械的損傷 ・無菌性骨壊死 ・結核性関節炎	・腫瘍 ・離断性骨軟骨炎 ・神経障害性関節症 など
急性多関節炎			
・関節リウマチ ・SLE ・リウマチ熱 ・多発筋炎 ・強皮症 ・結節性動脈炎 ・高安動脈炎 ・側頭動脈炎 ・Henoch-Schönlein病 ・Behçet病	・結節性紅斑 ・脂肪織炎 ・Wegener肉芽腫症 ・反復性多発軟骨炎 ・サルコイドーシス ・Whipple病 ・血清病 ・白血病 ・ウイルス性関節炎 など	・関節リウマチ ・SLE ・その他の結合織病 ・変形性関節症 ・乾癬性関節炎 ・血清反応陰性関節炎 ・潰瘍性大腸炎，Crohn病に伴う関節炎 ・強直性脊椎炎	・掌蹠膿疱性関節炎 ・サルコイドーシス ・多中心性網状組織球症 ・肥大性骨関節症 ・慢性痛風性関節炎 ・神経障害性関節症 など

(この1冊で極める 不明熱の診断学，p190より引用)

 さて，診断は？

エキスパートの思考を追いながら考えてみよう．

① Review of Systems (ROS) を行う

(＋) 発熱，関節炎
(－) 食欲低下，悪寒戦慄，腹痛，呼吸苦，下腿浮腫，下痢，麻痺，筋力低下，筋痛

② 検査結果

表2：血液検査所見

血算			生化学			
WBC (/μL)	7,700		TP (g/dL)	7.86	BUN (mg/dL)	19.8
Hb (g/dL)	13.3		Alb (g/dL)	3.74	Glu (mg/dL)	137 H
Plt (×10⁴/μL)	33.6		CK (IU/L)	302 H	Na (mmol/L)	136
凝固			AST (IU/L)	26	K (mmol/L)	4.7
PT (秒)	11.7		ALT (IU/L)	11	Cl (mmol/L)	103
PT-INR	0.99		LDH (IU/L)	291	T-bil (mg/dL)	0.62
APTT (秒)	24.6		Amy (IU/L)	94	CRP (mg/dL)	2.72 H
Fib (mg/dL)	526 H		Cr (mg/dL)	1.31 H		
FDP (μg/mL)	4.4					
Dダイマー (μg/mL)	1.39					

H：高値, L：低値

表3：尿検査所見

定性		沈渣	
pH	5.5	赤血球沈渣	なし
潜血	(−)	白血球沈渣	なし
蛋白	(2+)		
糖	(−)		
ケトン体	(−)		
白血球定性	(−)		

不明熱エキスパートの頭の中 ②

　血液検査の結果，熱源を示唆するような臓器特異的な所見は認めず．凝固検査，血小板数に異常はみられず播種性血管内凝固（disseminated intravascular coagulation（DIC）も認めない．悪寒戦慄もないため，菌血症の可能性は低下している．血液培養や関節穿刺の結果で感染症を除外することが重要になる．感染が除外できれば偽痛風が最も可能性が高い．しかし，関節リウマチ，RS3PE症候群，ライム病，パルボウイルス感染症などの可能性もある．高齢発症の関節リウマチは小関節には所見が少なく大関節優位に所見を認めるタイプもみられることも知っておきたい．

③ 発熱患者の状況を Problem List にまとめよう

Problem List

- ☐ 1 発熱
- ☐ 2 両側膝関節炎
- ☐ 3 下肢脱力
- ☐ 4 せん妄

④ 鑑別診断は？

化膿性関節炎，変形性膝関節症，偽痛風，高齢発症関節リウマチ，パルボウイルス感染症，RS3PE症候群が鑑別に挙がる．

⑤ 確定診断，除外診断をすすめよう（追加検査）

- 膝関節穿刺：WBC；14,580/μL，RBC；0×10^4/μL　Glu；89 mg/dL　関節グラム染色陰性，培養陰性　結晶貪食所見あり．
- 血液培養（2セット）：陰性．
- RF：陰性．
- 抗CCP抗体：陰性．

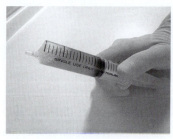

図1：膝関節穿刺液
　　　（カラー口絵参照）

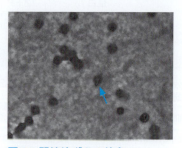

図2：関節液グラム染色
　　　（カラー口絵参照）
結晶貪食像が確認できる（➡）．

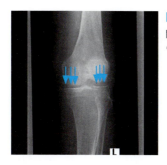

図3：膝X線撮影（正面）
関節裂隙に帯状石灰化像を認める（→）．

最終診断：両膝偽痛風

6 不明熱エキスパートの診断・治療戦略

Pitfall はどこにあるか？

　関節炎の原因疾患にパルボウイルス感染症があるが鑑別に入れないと診断がつかない疾患である．血清学的検査で診断可能であるため，15歳以下の小児，リンゴ病の罹患者に曝露する機会がある症例では検査を検討するとよいだろう．家族内二次感染率は50％といわれている[1]．

"不明熱"で終わらせない一手は何か？

　関節液の白血球数が50,000/mm³以上で，糖が40 mg/dL以下であれば化膿性関節炎である可能性が高い[2]．本症例では関節の白血球数が14,580/μLと少なく，グラム染色で細菌が確認できなかったことから化膿性関節炎は否定的である．結晶貪食所見を認めるため偽痛風の確定診断に至った．化膿性関節炎を否定することは実は非常に難しいためリスク因子を把握することや関節穿刺液の吟味は非常に重要である．関節炎の症例に遭遇し関節液を採取した際には下記EBMの豆知識の情報を参考にするとよいだろう．

📝MEMO エキスパートが使っている EBM 豆知識

表4：化膿性関節炎のリスク因子とそれぞれの疾患に対する感度・特異度

	Source	Sensitivity %	Specificity %	Relative Risk	Likelihood Ratio (95% CI) Positive	Likelihood Ratio (95% CI) Negative
Risk factors						
Age > 80 y	Kaandorp et al 1995	19	95	4.1	3.5 (1.8-7.0)	0.86 (0.73-1.00)
Diabetes mellitus	Kaandorp et al 1995	12	96	2.8	2.7 (1.0-6.9)	0.93 (0.83-1.00)
Rheumatoid arthritis	Kaandorp et al 1995	68	73	5.4	2.5 (2.0-3.1)	0.45 (0.32-0.72)
Recent joint surgery	Kaandorp et al 1995	24	96	8.4	6.9 (3.8-12.0)	0.78 (0.64-0.94)
Hip or knee prosthesis	Kaandorp et al 1995	35	89	4.1	3.1 (2.0-4.9)	0.73 (0.57-0.93)
Skin infection	Kaandorp et al 1995	32	88	3.6	2.8 (1.7-4.5)	0.76 (0.60-0.96)
Hip or knee prosthesis and skin infection	Kaandorp et al 1995	24	98	18	15.0 (8.1-28.0)	0.77 (0.64-0.93)
HIV-1 infection	Saraux et al 1997	79	50	3.2	1.7 (1.0-2.8)	0.47 (0.25-0.90)
Physical examination						
Fever	Kortekangas et al 1992	46	31	NA	0.67 (0.43-1.00)	1.7 (1.0-3.0)
Serum laboratory values*						
Abnormal peripheral WBC count	Jeng et al 1997	90	36	NA	1.4 (1.1-1.8)	0.28 (0.07-1.10)
Erythrocyte sedimentation rate	Jeng et al 1997	95	29	NA	1.3 (1.1-1.8)	0.17 (0.20-1.30)
C-reactive protein	Sȯderquist et al 1998	77	53	NA	1.6 (1.1-2.5)	0.44 (0.24-0.82)

Abbreviations; CI, confidence interval: HIV-1, human immunodeficiency virus type 1: NA, not applicable: WBC, white blood cell
*Defined as abnormal peripheral WBC count of more than 10,000/μL, elevated erythrocyte sedimentation rate of more than 30 mm/h, and elevated C-reactive protein of more than 100 mg/L
背景に関節リウマチや HIV 感染があると化膿性関節炎を起こしやすいようだ．
（文献 3）より引用）

表5：関節液の白血球数と化膿性関節炎に関する感度・特異度の関係性

	Source	Septic Arthritis Sensitivity %	Septic Arthritis Specificity %	Likelihood Ratio (95% CI) Positive	Likelihood Ratio (95% CI) Negative
WBCs > 100,000/μL					
	Soderquist et al 1998	30	93	4.7 (1.1-20.0)	0.75 (0.59-0.96)
	Krey et al 1979	40	99	42.0 (13.0-138.0)	0.61 (0.49-0.77)
	Shmerling et al 1990 (prospective)	13	100	31.0 (1.1-914.0)	0.84 (0.64-1.10)
	Shmerling et al 1990 (retrospective and prospective)	19	100	37.0 (2.0-687.0)	0.81 (0.68-0.97)
	Kortekangas et al 1992	25	98	12.0 (1.5-97.0)	0.77 (0.61-1.00)
	Summary	29	99	28.0 (12.0-66.0)	0.71 (0.64-0.79)
WBCs > 50,000/μL					
	Soderquist et al 1998	58	74	2.2 (1.1-4.4)	0.57 (0.36-0.90)
	Krey et al 1979	70	92	8.7 (5.7-13.0)	0.33 (0.22-0.51)
	Shmerling et al 1990 (prospective)	50	97	15.0 (4.0-58.0)	0.52 (0.26-1.10)
	Shmerling et al 1990 (retrospective and prospective)	63	97	19.0 (6.0-62.0)	0.38 (0.23-0.63)
	Kortekangas et al 1992	53	86	3.8 (1.8-8.4)	0.54 (0.40-0.80)
	Summary	62	92	7.7 (5.7-11.0)	0.42 (0.34-0.51)
WBCs > 25,000/μL					
	Soderquist et al 1998	73	58	1.7 (1.1-3.0)	0.47 (0.25-0.90)
	Krey et al 1979	88	71	3.1 (2.5-3.8)	0.17 (0.08-0.36)
	Shmerling et al 1990 (prospective)	63	83	3.6 (1.8-7.3)	0.45 (0.17-1.10)
	Shmerling et al 1990 (retrospective and prospective)	70	83	4.0 (2.4-6.8)	0.36 (0.20-0.66)
	Kortekangas et al 1992	71	62	1.9 (1.2-2.9)	0.46 (0.24-0.87)
	Summary	77	73	2.9 (2.5-3.4)	0.32 (0.23-0.43)
Polymorphonuclear cells ≧ 90%					
	Soderquist et al 1998	92	78	4.2 (3.3-5.3)	0.10 (0.04-0.26)
	Krey et al 1979	63	82	3.4 (1.7-6.4)	0.46 (0.18-1.20)
	Shmerling et al 1990 (prospective)	58	83	3.3 (1.9-5.9)	0.51 (0.32-0.82)
	Shmerling et al 1990 (retrospective and prospective)	57	68	1.8 (1.0-3.0)	0.63 (0.39-1.00)
	Summary	73	79	3.4 (2.8-4.2)	0.34 (0.25-0.47)

Abbreviations CI, confidence interval: WBC, white blood cell
白血球数が多いほど特異度が高くなる．白血球は 50,000/μL 以下でも化膿性関節炎を否定できないことがわかる．
（文献 3）より引用）

表6：化膿性関節炎と関節液所見（糖，TP，LDH）に関する感度・特異度の関係性

Source	Sensitivity, %	Specificity, %	Likelihood Ratio (95% CI) Positive	Likelihood Ratio (95% CI) Negative
Low glucose*				
Söderquist et al 1998	64	85	4.2 (1.4-13.0)	0.43 (0.24-0.78)
Shmerling et al 1990 (prospective)	38	85	2.5 (0.87-6.90)	0.74 (0.43-1.30)
Shmerling et al 1990 (retrospective and prospective)	44	85	2.9 (1.5-5.6)	0.66 (0.46-0.94)
Summary	51	85	3.4 (2.2-5.1)	0.58 (0.44-0.76)
Protein > 3.0g /dL				
Shmerling et al 1990 (prospective)	50	46	0.93 (0.45-1.90)	1.10 (0.53-2.20)
Shmerling et al 1990 (retrospective and prospective)	48	46	0.89 (0.55-1.40)	1.10 (0.68-1.80)
Summary	48	46	0.90 (0.61-1.30)	1.10 (0.76-1.60)
LDH > 250 U/L				
Shmerling et al 1990 (prospective)	100	51	1.9 (1.5-2.5)	0.11 (0.01-1.70)
Shmerling et al 1990 (retrospective and prospective)	100	50	1.9 (1.5-2.5)	0.09 (0.01-1.40)
Summary	100	51	1.9 (1.5-2.5)	0.10 (0.00-1.60)

Abbreviations: CI, confidence interval: LDH, lactate dehydrogenase.
* Defined in the different studies as serum synovial fluid glucose ratio of less than 0.5 or 0.75, synovial fluid glucose level of less than 1.5 mmol/mL, or both. To convert synovial fluid glucose to g/dL, divide by 0.0555.
関節液内の糖値が低いと化膿性関節炎の可能性が高そうである．
LDHが250 U/L未満であれば化膿性関節炎を除外してもよいかもしれない．
（文献3）より引用）

⑦ 症例のその後の経過

　化膿性関節炎が否定されたので抗菌薬点滴は中止．偽痛風の診断に至りロキソプロフェン（ロキソニン®）2錠分2定期内服で治療したところ1週間の経過で関節炎所見は改善した．

　過活動型せん妄に対してリスペリドン（リスペリドン®），スボレキサント（ベルソムラ®）を開始したことにより翌日から夜間は少しそわそわするものの睡眠が確保できるようになった．治療開始から3日目には熱がしっかり下がり疼痛も軽減したことで見当識や睡眠リズムが安定したのでリスペリドンを中止．入院中に限りベルソムラ®を継続した．

  『この1冊で極める **不明熱の診断学**』のここを読もう！

- P.79 　化膿性関節炎について学習しておこう！
- P.190　関節炎の分類が載っています！
- P.257　偽痛風の症例が載っています！

文献

1) 福井次矢監修：ハリソン内科学，第3版，メディカル・サイエンス・インターナショナル，
2) 園田広典：感染性関節炎．治療 80：1050-1．1998
3) Margaretten ME, et al：Does this adult patient have septic arthritis? JAMA 297(13)：1478-88．2007

（宮川　慶）

索　引

欧　文

a
adult Still's disease　99
aggressive NK-cell leukemia　148
ANCA　165
　―関連血管炎　163, 165, 166
ASD　99, 101
A型肝炎　134

b
Behçet病　241
blue toe　189
　―症候群　189
B型肝炎　134, 152

c
CAEBV　91, 94
　―診断基準案　95
Campylobacter jejuni　186
Castleman病　36, 142
CDC　129
CDI　70, 71
CDトキシン　71, 72
chronic active EBV infection　91
Churg-Strauss症候群　100
clinically mild encephalitis/
　encephalopathy with a reversible
　splenial lesion　216
*Clostridium difficile*感染症　70, 71, 76
common　3
critical　3
CVA叩打痛　53

d
DIC　25

DIHS　210
　―診断基準　211
disseminated intravascular
　coagulation　25
drug-induced hypersensitivity
　syndrome　210
Dukeの診断基準　172, 173, 174

e
EBER陽性リンパ球　94
EBV-encoded small RNA陽性リンパ
　球　94
EBウイルス　262
　―量の定量　93

f
fever & rash　207, 208, 237
FORTH　129

h
HHV-6　210
HIV　91, 134
　―感染　152
　―感染症　154
Howell-Jolly小体　27
human immunodeficiency virus　91

i
idiopathic thrombocytopenic purpura
　201
intravascular large B-cell lymphoma
　222
ITP　201
IVL　222

278

j
Janeway 病変　5, 172

k
killer sore throat　14, 262
Klebsiella pneumoniae　198

l
LDH 高値　123
Lemierre 症候群　262, 263
Listeria　246
Ludwig アンギーナ　18, 262, 263

m
MERS　216, 217
methicillin-sensitive *Staphylococcus aureus*　173
mitral regurgitation　171
MR　171
MSSA　173

n
NK 細胞 type　94

o
OPSI　22, 26
Osler 結節　5, 172
overwhelming post-splenectomy infection　22

p
PMR　159
polymyalgia rheumatica　159

PSA 値　45
Psoas sign　57

q
qSOFA　129
Q 熱　134

r
Review of Systems　7
ROS　7
Roth 斑　5

s
Salmonella paratyphi A　133
SBP　82
selective serotoin reuptake inhibitor　257
self-limited disease　78
SLE　99, 201, 205
　―分類基準　205
SMARTTT　208
spleen index　262
spontaneous bacterial peritoritis　82
SSRI　257
systemic lupus erythematosus　99, 201

t
TAFRO 症候群　36, 37
　―診断基準　38
Tissue is the issue　148

y
Yamaguchi Criteria　103

和　文

あ

アウトカム　3
亜急性甲状腺炎　50, 70, 76
悪性症候群　253, 256
　　―の治療　259
　　―を起こす薬剤　258
悪性リンパ腫　221
アナフィラキシー　263
アフリカトリパノソーマ　134
アメーバ肝膿瘍　135
アメリカトリパノソーマ　134
アンピシリン　248

い

萎縮脾　27
咽後膿瘍　263
咽頭痛　50, 96
　　―の critical と common　17

え

炎症性大動脈炎　185

お

黄熱病　135
オウム病　135

か

蚊アレルギー　95
外陰部潰瘍　242
海外渡航者　129
海外渡航歴　154
過活動型せん妄　271
可逆性の脳梁膨大部病変を伴う軽症脳
　　炎/脳症　216, 217
核酸増幅法　118
喀痰抗酸菌染色　118

顎跛行　157, 163
蚊刺過敏症　95
活動性肺結核　116
カテーテル関連感染　225
化膿性関節炎　65, 238, 271
　　―のリスク因子　276
化膿性血栓性内頸静脈炎　263
化膿性脊椎炎　56
眼瞼結膜出血　169
肝硬変　80
　　―＋海産物生食　4
肝生検　149
関節炎　96
関節穿刺　63, 64
関節リウマチ　208
感染性心内膜炎　173
感染性脊椎炎　57
感染性大動脈炎　185
感染性大動脈瘤　187
感染性腹水　85
肝脾腫　91, 147

き

偽痛風　65
偽膜性腸炎　70, 76
キャンピロバクター　135
急性喉頭蓋炎　263
急性前立腺炎　44
急性単関節炎　271
急性ヒト免疫不全ウイルス　91
狂犬病　134
胸水貯留　96
強直間代性痙攣　256
局所の症状・所見が乏しい疾患群　8
巨細胞性動脈炎　159, 160
緊急性　3
　　―の＋α　3

く

グラム陽性桿菌　246
クリプトスポリジウム下痢症　135
クレブシエラ　199

け

痙攣後脳症　256
劇症感染症　25
結核　134
結核性胸膜炎　110
結核性脊椎炎　56
結核性腹膜炎　110
血管炎　99
　―症候群　189
血管内リンパ腫　222
結晶性関節炎　65
結節性紅斑　183, 242
結節性多発動脈炎　193
原因不明の不明熱　10
嫌気性菌　234
顕微鏡的多発血管炎　100

こ

口腔底膿瘍　18
抗酸菌培養検査　118
甲状腺圧痛　5
甲状腺機能亢進症　51
厚生労働省検疫所　129
好中球減少症　4
口底部蜂窩織炎　263
骨髄穿刺／生検　148
古典的不明熱　10
コレラ　134

さ

細菌性肝膿瘍　199

細菌性門脈血栓症　235
　―を伴う憩室炎　235
再発性口腔内アフタ　242
痤瘡様紅斑　241
サラゾスルファピリジン　207
サルモネラ　134
3週間ルール　78

し

ジアルジア　135
ジカ熱　134
自然弁の感染性心内膜炎に対する感
　度・特異度　174
市中肺炎　215
住血吸虫症　134
重症デング熱　135
腫瘍熱　228
症状・身体所見の＋α　6
触知可能な紫斑　189
腎細胞がん　227
心囊水貯留　96

す

髄膜炎　246

せ

性交渉歴　154
成人Still病　99, 101
咳　114
赤痢　135
　―アメーバ　198
セロトニン症候群　253, 256
潜在性結核　167
全身性エリテマトーデス　99, 201
全身性リンパ節腫張　266
選択的セロトニン再取り込み阻害薬
　257

旋毛虫症　134

そ

僧帽弁閉鎖不全症　171
側頭動脈炎　160
側頭動脈生検　159

た

体重減少　114, 138
帯状石灰化像　275
大腸菌菌血症　44
大動脈炎　185
多関節炎　60
多関節痛　5
痰　114
単関節炎　60
単関節痛　5
男性との性交渉　153
胆道感染症　29
ダントロレン　259

ち

チフス　134
中東呼吸器症候群　135
腸管アメーバ　135
超緊急疾患の公式　4

つ

椎間板炎　56
椎体炎　56
痛風　64

て

手がかりに乏しいのも＋α　6
デング熱　134
電撃性紫斑病　25
　　─の原因疾患　25

伝染性紅斑　76
伝染性単核球症　88, 265

と

特発性血小板減少症　201
特発性細菌性腹膜炎　82, 84, 86

な

ナリジクス酸耐性株　136
軟性下疳　134

に

ニューモシスチス肺炎　154

ね

寝汗　114, 138, 164
熱帯地方（感染症の流行地域）への渡航　4

は

敗血症性ショック　231
肺血栓塞栓症　179, 180
梅毒　134, 152
播種性血管内凝固　25
抜歯　15
発熱　2
　　─＋咽頭痛のレッドフラッグサイン　17
　　─＋紫斑　22
　　─＋ショック　22
　　─＋皮疹　208
　　─を伴う腰痛　189
発熱＋α　2
　　─（身体所見）　5
　　─（病歴）　5
　　─（リスクファクター）　4
パラチフス　133, 134

パルボウイルス感染症　238
汎血球減少　123

ひ

比較的徐脈　5
脾臓摘出後重症感染症　22, 26
ビタミン B_{12} 欠乏　126
　　―による巨赤芽球性貧血　125
脾摘後　4
　　―の発熱　21
　　―＋発熱＝OPSI　22
ヒトパルボウイルス B19 感染症　76
ヒトヘルペスウイルス 6 型　210
微熱　138
皮膚生検　148
貧血　120
頻度　3

ふ

フェリチン　101
　　―高値　147
腹水穿刺　82
腹部大動脈炎　186
不全型 Behçet 病　242
ぶどう膜炎　242
不明熱　2
　　―診断の概略マップ　8
　　―の診断　2
ブルセラ症　134

へ

米国疾病予防管理センター　129
ペスト　134
ペット　154
扁桃周囲膿瘍　263

ほ

蜂窩織炎　183

ま

麻疹　135
マラリア　134
　　―の化学予防　129
慢性活動性 EB ウイルス感染症　91, 94

む

無顆粒球症　263
無脾　27

め

免疫抑制状態　4, 106

も

網赤血球　124

や

薬剤性過敏症症候群　210
薬剤熱　68, 79
野兎病　134

ゆ

疣贅　172

よ

腰痛＋発熱　55
溶連菌感染　76

ら

ランダム皮膚生検　221

り

リウマチ性多発筋痛　159
リケッチア　134

リステリア感染症　250
リステリア菌血症　248, 249
両足の紫斑　189
両膝偽痛風　275
旅行者下痢症　135
淋菌　134
リンパ節腫大　91, 138

る

類鼻疽　135

ループス腸炎　203, 205

れ

レジオネラ　216
　―感染症　217
レッドフラッグ（サイン）　8, 17, 55, 189
レプトスピラ症　134

わ

ワクチン接種　129

検印省略

ケースで学ぶ
不明熱の診断学
エキスパートの頭の中を覗いてみよう

定価（本体 4,200円＋税）

2018年4月13日　第1版　第1刷発行

監修者　野口　善令
発行者　浅井　麻紀
発行所　株式会社 文光堂
　　　　〒113-0033　東京都文京区本郷7-2-7
　　　　TEL（03）3813-5478（営業）
　　　　　　（03）3813-5411（編集）

©野口善令, 2018　　　　　　　　　印刷・製本：広研印刷

乱丁，落丁の際はお取り替えいたします．
ISBN978-4-8306-2047-8　　　　　　　　　Printed in Japan

・本書の複製権，翻訳権・翻案権，上映権，譲渡権，公衆送信権（送信可能化権を含む），二次的著作物の利用に関する原著作者の権利は，株式会社文光堂が保有します．
・本書を無断で複製する行為（コピー，スキャン，デジタルデータ化など）は，私的使用のための複製など著作権法上の限られた例外を除き禁じられています．大学，病院，企業などにおいて，業務上使用する目的で上記の行為を行うことは，使用範囲が内部に限られるものであっても私的使用には該当せず，違法です．また私的使用に該当する場合であっても，代行業者等の第三者に依頼して上記の行為を行うことは違法となります．
・JCOPY〈出版者著作権管理機構 委託出版物〉
本書を複製される場合は，そのつど事前に出版者著作権管理機構（電話03-3513-6969, FAX 03-3513-6979, e-mail：info@jcopy.or.jp）の許諾を得てください．